名医支招精准防治

消化病

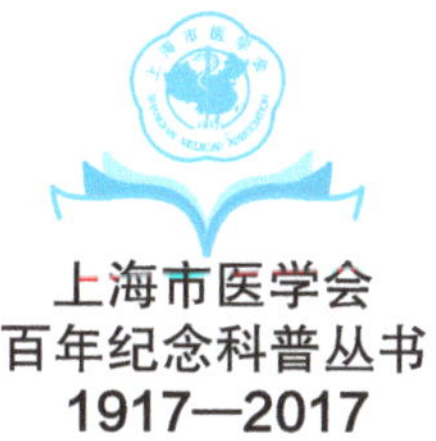

上海市医学会
百年纪念科普丛书
1917—2017

上海市医学会
上海市医学会消化系病专科分会　组编

上海科学技术出版社

图书在版编目(CIP)数据

名医支招·精准防治消化病 / 上海市医学会,上海市医学会消化系病专科分会组编. —上海:上海科学技术出版社,2017.11

ISBN 978 - 7 - 5478 - 3743 - 6

I. ①名… II. ①上…②上… III. ①消化系统疾病—防治 IV. ①R57

中国版本图书馆 CIP 数据核字(2017)第 256449 号

名医支招
精准防治消化病

上海市医学会
上海市医学会消化系病专科分会　　组编

上海世纪出版(集团)有限公司
上海科学技术出版社　出版、发行
(上海钦州南路 71 号　邮政编码 200235　www.sstp.cn)

开本 720×1000　1/16　印张 10.75
字数:165 千
2017 年 11 月第 1 版　2017 年 11 月第 1 次印刷
ISBN 978 - 7 - 5478 - 3743 - 6/R·1479
定价:30.00 元

本书如有缺页、错装或坏损等严重质量问题,请向工厂联系调换

　　全书分为两大部分。第一部分"读经典"，由消化专科领域的权威专家们执笔，包括院士、上海消化学科奠基人在内的老前辈们，以及当今消化专科领域的学科带头人们，以生动的笔触讲述了幽门螺杆菌、慢性萎缩性胃炎、大肠癌、胆结石、脂肪肝等的发现、研究和进展，更有对"干扰素神话"的探讨、胰腺体外碎石等创新技术的介绍。

　　第二部分"问名医"。由当今上海消化科临床一线的专家们执笔，集中回答患者和家属在诊疗中的常见疑问。内容包括胃和食管疾病、肝胆疾病、肠道疾病、胰腺疾病等章节，涵盖了当今消化系统的多发病和疑难杂症，更有超声内镜、内镜下射频消融术等最新诊疗手段和治疗技术的介绍。

　　本书内容既有改编自杂志、报纸、电视、广播等媒体的既往佳作，又有根据消化专科现状和大众需求所撰写的最新作品。为既反映上海市医学会及消化系病专科分会的发展历程，又反映当今时代的观念和进步，所有入选的已发表文章均经过编委会专家审核，并根据现状加以改编，以使读者在了解过往的同时获得对今天生活的实际指导。

上海市医学会百年纪念科普丛书

编委会

主　编：徐建光

副主编：马　强　朱正纲　孙晓明　孙颖浩　陈国强
　　　　陈赛娟　桂永浩　葛均波　颜世洁　瞿介明

编　委：丁　强　于广军　马　端　王卫庆　王学锋
　　　　王敏杰　王德辉　方唯一　邓小明　田　红
　　　　包玉倩　吕中伟　朱国行　华克勤　刘士远
　　　　刘中民　刘建民　刘皋林　江孙芳　孙　锟
　　　　孙建华　孙晓溪　李　铮　李春波　杨程德
　　　　吴坚平　何燕玲　狄　文　沈国芳　张　晨
　　　　张　琳　张文宏　张继明　陆　舜　陈文华
　　　　陈尔真　陈丽云　邵贵强　范存义　范先群
　　　　林晓曦　金震东　周行涛　胡超苏　侯立军
　　　　俞卓伟　施伟民　姜建元　姜格宁　倪兆慧
　　　　郭胤仕　黄国英　章　雄　章振林　傅志仁
　　　　谢渭芬　楼文晖　管阳太　谭　鸣　熊源长

编委会办公室

主　任：颜世洁

副主任：田　红　刘丙龙

成　员：王忆雯　宁　燕　华　飞　孙　瑜　沙燕倩
　　　　张　力　陈燕昀　徐　英　楚　青　魏　爽

（按姓氏笔画排序）

本书编委会

主　　编： 邹多武　谢渭芬

副 主 编： （按姓氏笔画排序）

万　荣　刘　杰　杨长青　陈萦晅　沈锡中
房静远　曾　欣

编　　委： （按姓氏笔画排序）

王兴鹏　王吉耀　王　虹　田　红　刘占举
张　力　李兆申　陆伦根　陈岳祥　杜奕奇
范建高　袁耀宗

工作秘书： 张　玲

参　　编： （按姓氏笔画排序）

王吉林　王迎昕　王凯旋　王洛伟　王胜兰
王俊珊　王　雷　孙丹凤　卢战军　冯　赟
刘文忠　刘　枫　刘雁冰　苏文雨　朱凤尚
李　凯　邱冬妮　邱志兵　陆　红　巫协宁
何承志　陈伟忠　陆伦根　陈　坚　陈聪颖
汪佩文　汪培钦　陈　洁　陈慧敏　李　蕾
许树长　张东伟　张俊杰　杨文卓　杨丽娟
罗忠光　林　勇　姚光弼　胡良皞　胡国勇
施　健　施　斌　柏　愚　徐三荣　徐　灿
徐　敏　梁　晓　葛艳丽　傅承宏　廖　专
蔡洪培

总 序

上海市医学会成立于 1917 年 4 月 2 日,迄今已有 100 年的悠久历史。成立之初以"中华医学会上海支会"命名,1932 年改称"中华医学会上海分会",1991 年正式更名为"上海市医学会"并沿用至今。

百年风雨,世纪沧桑,从成立之初仅 13 人的医学社团组织,发展至今已拥有 288 家单位会员、22 000 余名个人会员,设有 92 个专科分会和 4 个工作委员会,成为社会信誉高、发展能力强、服务水平好、内部管理规范的现代科技社团,荣获上海市社团局"5A 级社会组织"、上海市科协"五星级学会"。

穿越百年历史长河,上海市医学会始终凝聚着全市广大医学科技工作者,充分发挥人才荟萃、智力密集、信息畅通、科技创新的优势,在每一个特定的历史时期,在每一次突发的公共卫生事件应急救援中,均很好地体现了学会的引领带动作用。近年来,在"凝聚、开放、服务、创新"精神的指引下,学会不忘初心,与时俱进,取得了骄人的成绩。

2016 年,习近平总书记在"全国卫生与健康大会"上发表重要讲话,指出"没有全民健康就没有全面小康",强调把人民健康放在优先发展的战略地位。中共中央、国务院印发的《"健康中国 2030"规划纲要》明确了"共建共享、全民健康"是建设健康中国的战略主题,要求"普及健康生活、加强健康教育、提高全民健康素养",要推进全民健康生活方式行动,要建立健全健康促进与教育体系,提高健康教育服务能力,普及健康科学知识等。上海市医学会秉承健康科普教育的优良传统,认真践行社会责任,组织动员广大医学专家积极投身医学科普创作与宣传教育。

近年来,学会重点推出了"健康方向盘"系列科普活动、"架起彩虹桥"系列医教帮扶活动和"上海市青年医学科普能力大赛"三项科普品牌。通过科普讲座、咨询义诊、广播影视媒体宣传以及推送科普文章或出版科普读物等多形式、多渠道，把最前沿的医学知识转化成普通百姓健康需求的科普知识，社会反响良好。配合学会百年华诞纪念活动，其间重点推出了百场科普巡讲活动和百位名医科普咨询活动。上海市医学会以其卓有成效的科普宣教工作受到社会各界好评，荣获上海市科委颁发的"上海科普教育创新奖-科普贡献奖（组织）二等奖"、中华医学会"优秀医学科普单位"和"全国青年医学科普能力大赛优秀组织奖"，成为上海市科协"推进公民科学素质"百家示范单位之一。

为纪念上海市医学会成立 100 周年，同时将《"健康中国 2030"规划纲要》精神进一步落到实处，我们集中上海医学界的学术领袖和科普精英编著出版这套科普丛书，为大众提供系统的医学科普知识以及权威的疾病防治指南，为"共建共享、全民健康"的健康中国建设添砖加瓦。在这套丛书里，读者既可以"读经典"——呈现《再造"中国手"》等丰碑之作，重温医学大家叱咤医坛的光辉岁月，也可以"问名医"——每本书约有 100 名当代名医答疑解惑，解决现实中的医疗健康困扰。既可以通过《全科医生，你家的朋友》佳作，找到你的家庭医生，切实地感受国家医疗体制改革的努力给大众带来的健康保障；也可以领略《从"削足适履"到"量身定制"——医学 3D 打印技术》《手术治疗糖尿病的疗效如何》等医学前沿信息，感受现代医学科技进步带来的福音。

经典丰满的内容，来源于团结奋进、齐心协力的编写团队。这套丛书涉及上海市医学会所属的 50 余个专科分会，编委达 2 000 余名，参与编写者近 5 000人，堪称上海市医学会史上规模最大的一次集体科普创作。我相信，每一位参与科普丛书的编写者都将为在这场百年盛典中留下手迹，并将这些健康科普知识传播给社会大众而引以为荣。

在此，我谨代表上海市医学会，向所有积极参与学会科普丛书编著的专科分会编委会及学会工作人员，向关注并携手致力于医学科普事业发展的上海科学技术出版社表示衷心的感谢！

源梦百年、聚力同行、传承不朽、再铸辉煌。愿上海市医学会薪火不熄，祝万千家庭健康幸福！

上海市医学会 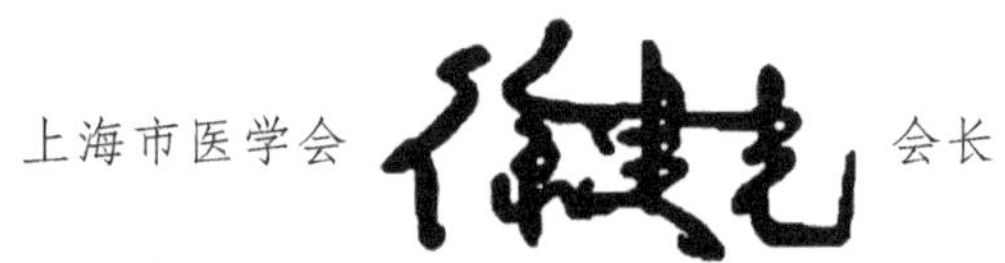 会长

2017 年 5 月

前　言

随着生活水平的不断提高、健康体检的普及和大众健康意识的增强,身体健康越来越受到关注。纷繁复杂、深奥难懂的医学专业名词让人望而生畏;而"肠上皮化生""萎缩性胃炎""低级别上皮内瘤变"等术语,更让很多人在"自我钻研"后备感忧心忡忡。为此,我们编撰《名医支招·精准防治消化病》,面向一般读者,对大家关心、担心的消化系统相关问题及疾病进行答疑解惑。

本书由上海市医学会倡导,集合数十位沪上消化界专家撰写。共分为"读经典"及"问名医"两部分。沪上消化界的诸多老前辈,包括江绍基院士、萧树东教授等一大批老专家都曾积极参与科普工作。今年正值上海市医学会百年大庆,作为向市医学会百年庆典的致敬之作,在本书编撰过程中,我们也试图收集前辈们开展科普工作的相关资料,遗憾的是,由于年代久远,现存资料不多,后续将进一步充实完善。

本书"读经典"部分回顾了 20 世纪江绍基院士参加血吸虫病防治等科普工作的经历,也收录了沪上多位知名专家在报刊发表的经典科普文章或电台、电视台的科普讲座内容。作者不仅有萧树东教授等德高望重、奠定上海消化学科事业基石的老前辈;也有李兆申教授、袁耀宗教授、王吉耀教授等蜚声海内外、在消化学科领域卓有建树的知名专家;还有多位风华正茂、活跃在学科前沿的三甲医院学科带头人。他们的这些经典科普作品针对性强、通俗易懂,不仅能解决患者的诸多困惑,对于广大全科医生、消化内科医生的科普宣教工作也不无裨益。

"问名医"部分以问题的形式编写,编写者多为目前工作在上海消化学科临床一线的中青年专家。该部分有问有答,内容翔实,通俗易懂,涉及面广,简洁明了,可读性强。不仅针对读者常见的健康困扰进行答疑解惑,也对近年来发展迅速的新微创内镜诊疗技术进行了简单介绍,提供更有针对性的就医指导,引导读者形成正确的健康观念,进而提升全民健康素养。

海军军医大学附属长征医院消化内科及内镜中心主任

上海市医学会消化系病专科分会主任委员

谢渭芬

2017 年 10 月

目 录

CHAPTER ONE

1

读经典

一、我国消化学科的开拓者和推动者
——江绍基

江绍基教授(1919—1995)是我国著名的临床医学家、医学教育家和医学科学家,中国工程院院士,长期从事消化系疾病包括慢性胃炎、消化性溃疡、胃癌的预防、早期诊断和治疗及慢性肝病的临床诊治工作,系我国消化学科的开拓者和推动者之一。

江绍基教授 1919 年出生于江苏无锡,1942 年获上海圣约翰大学理学士学位,1945 年获医学博士学位。先后任原上海第二医学院附属仁济医院副院长、教授、主任医师、内科主任,创办上海市消化疾病研究所并任首任所长。曾任原卫生部医学科学委员会内科专题委员会委员、中华医学会理事、中华医学会上海分会副会长等职。1994 年当选中国工程院医学部首批院士。

江绍基教授热爱医学事业,求学时就立志尽自己毕生精力改变我国落后的医学现状,此后无论顺境还是逆境,他都不改初衷,潜心钻研业务,热心对待病患。20 世纪 50 年代,血吸虫病在我国肆虐,很多地方出现"千村薜荔人遗矢,万户萧疏鬼唱歌"的惨状。江绍基教授响应党中央"消灭血吸虫病"的号召,担任全国血防研究委员会及上海市血防研究委员会临床组组长。他放弃休息,频繁下到疫区,住茅棚草舍,吃粗粮青菜,穿梭于田间地头,近距离接触血吸虫病患者。通过对血吸虫病患者的近距离仔细观察,他首先提出急性血吸虫病综合征的标准,率先提出血吸虫病性侏儒症早期治疗可改善生长发育并恢复劳动能力。针对当时血吸虫病的主要治疗药物锑剂可诱发室颤及猝死这一严重不良反应,通过一线的临床实践,他和黄铭新教授、潘孺荪教授等证实阿托品,特别是大剂量阿托品能够有效治疗锑剂中毒所致的恶性心律失常。此后,他将这一经验推广到全国,大大降低了锑剂治疗引发的并发症及死亡率,挽救了大量患者生命。他总结血吸虫病防治工作经验,与黄铭新教授共同主编《血吸虫及血吸虫病》一书,为我国的血吸虫病防治工作作出了杰出贡献。

消化内科作为内科学的重要分支,在过去曾长期被忽视。自 20 世纪五六十年代起,江绍基教授就立志改变这一状态。他从一套腹腔镜、一根半曲式胃镜和

少数的几项生化检查开始，几乎白手起家，创立了仁济医院消化内科。他长期从事消化系统疾病，包括慢性胃炎、消化性溃疡、胃癌的预防、早期诊断和治疗及慢性肝病的临床诊治工作。他首先证实我国存在慢性胃炎恶性贫血，首先建立狼犬胃癌模型，并研究维生素与胃癌的关系，为胃癌防治开辟了新途径。他主编了我国早期的肝病学及消化学专著《临床肝脏病学》和《临床胃肠病学》，并与黄铭新教授共同主编《内科理论与实践》等国内外有影响的学术巨著，参加了第二、第三、第四版全国本科统编教材《内科学》的编写。此外，他创办《中华消化杂志》和《国外医学·消化系统疾病分册》这两本在国内医学界影响深远的杂志，并担任这两本杂志的第一届、第二届总编辑和主编。

作为一代医学大家，江绍基教授不仅医术高明，而且医德高尚，作风严谨。他对待患者态度和蔼，热忱尽心。他特别重视基础医疗，直到高龄仍坚持亲自完成肝脾触诊及肛门指诊，获取第一手的临床资料。他思维缜密，知识面宽广，善于总结，能从错综复杂的临床表现中准确抓住重点和细节作出正确的判断和处理，聆听他对于疾病的分析，每每能让年轻医生受益匪浅。例如，他在仁济医院内首先诊断的结节性脂膜炎、巴德-吉亚利综合征、血栓性血小板减少性紫癜等疾病至今还让很多人记忆犹新。他中英文均文笔精湛，著作等身，一生共留下了千万余字的专著及书稿，是消化事业传承的重要财富。

在学生眼中，江教授是一位严格的导师，他查房时态度严肃，铁面无私，对问题穷追不放。他一生都热爱教学事业，对学生尽心尽力，唯恐不能将毕生所学传授下去。直到高龄，仍亲自上讲台给本科生及研究生上课。他从教 50 余年，可谓桃李满天下，很多学生都已成为我国内科学及消化内科学的杰出专家。

江绍基教授不仅医术高明，且胸襟豁达、平易近人、团结同道，他容得五湖四海和乐于助人的伟大人格为后辈学习的楷模。他顾全大局，从不争名位，令人敬佩。他常对助手及学生说：事情要大家做，要团结上海各医院的消化科医生为消化病学及祖国医学事业发展做贡献。江绍基教授也是我国较早与国内外开展交流合作的学者之一，他担任《斯堪的纳维亚胃肠病学杂志(中文版)》的主编，很早就将国外前沿的研究成果介绍给国内的消化内科医生。同时，他的学识也为诸多国外同行和知名专家钦佩。他去世时，前国际肝病学会主席美国著名专家鲁迪(Rudi)教授专门来电悼念。

江绍基教授也很重视科普工作。鉴于 20 世纪 90 年代，百姓对预防保健知识存在诸多误解，他开始组织编写科普著作《家庭医学百科》，由陆汉明、张延龄等担任共同主编。全书共计 600 余页 80 万字，在江绍基教授病故后由上海科学技术文献出版社出版。全书分"预防保健篇""医疗康复篇""自救互救篇"和就医指南、特殊医疗检查须知以及疾病预测预报、急救卡、家庭药箱、急救备药、旅游携药等附录，为上海的老百姓就医、就诊、自我急救和生活保健提供了有针对性和十分实用的指导和意见、建议。

（陈萦晅　曾　欣）

二、幽门螺杆菌——诱发胃癌的重大"嫌疑犯"

幽门螺杆菌泛滥成灾，并非危言耸听：全世界约有一半人感染了幽门螺杆菌。已经证实，幽门螺杆菌是引起消化性溃疡和慢性活动性胃炎的罪魁祸首。而这两种胃病又都可能发展成胃癌。因此，人们不禁会问：幽门螺杆菌与胃癌又有什么关系呢？

医学家经过长期研究后提出，大多数胃癌的发生可能历经以下过程：浅表性胃炎→萎缩性胃炎→肠上皮化生或异型增生→胃癌。同时，大量的流行病学调查资料也表明，在胃癌发病率较高的地区，幽门螺杆菌的感染率也比较高。

国外医学专家曾进行一项追踪研究，利用早年收集的健康人群血清库的资料，对提供血清者长期随访，比较他们中 6 年后患了胃癌的患者与年龄、性别相当而未得胃癌的健康人的当年血清检测结果。发生胃癌者的血清中，抗幽门螺杆菌抗体阳性率显著高于未发生胃癌者。据统计，幽门螺杆菌感染可使胃癌发生的危险性增加 3～6 倍。种种研究从不同方面证实：幽门螺杆菌感染与胃癌的发生有明显关系。世界卫生组织下属的国际癌肿研究机构，已决定将幽门螺杆菌列为诱发胃癌的一类致癌原。

也许读者会问：既然幽门螺杆菌会增加胃癌发生的危险性，为什么那么多的幽门螺杆菌感染者中，却只有极少数人最终患了胃癌呢？目前专家认为，这可能是由于不同患者体内的幽门螺杆菌毒力存在强弱差异。此外，还与遗传因素（如一个家族成员中，可先后有多个成员发生胃癌）、环境因素（饮食和生活方式的改变）等有关。因此，为了预防胃癌，我们必须采取一些综合措施。但就根除幽门螺杆菌来说，由于目前幽门螺杆菌感染面大，若要大范围地开展幽门螺杆菌的普查和根治显然是行不通的，可以采取以下几种预防措施。

（1）在某些胃癌的高发地区开展根除幽门螺杆菌的治疗。适宜对象包括：有胃溃疡史，有胃黏膜糜烂、萎缩、肠化生等病变，有胃癌家族史，早期胃癌患者切除了胃癌病灶后。

（2）避免不良因素。如高盐饮食、吸烟、酗酒可以损伤胃黏膜，促进幽门螺杆菌在胃内繁殖。腌制的食物中含有较高的硝酸盐和亚硝酸盐，容易形成具有致癌作用的 N-亚硝基化合物。新鲜蔬菜、水果含有丰富的维生素类抗氧化物，可阻断 N-亚硝基化合物的合成。平时应该避免摄入高盐饮食，少食油炸、烟熏、腌制食品，戒烟、不酗酒，多食一些新鲜蔬菜和水果。

（3）积极治疗慢性胃炎。胃黏膜萎缩、肠上皮化生等病情较重的患者，应经常与消化科医生取得联系，及时调整治疗方案，积极治疗，定期随访。因为幽门螺杆菌感染者容易患慢性活动性胃炎，少数人会进而发生胃黏膜萎缩、肠上皮化生，使胃内酸度减少，有利于硝酸盐还原菌繁殖，在胃内形成大量有致癌作用的 N-亚硝基化合物。因此，对于这类患者，在根除幽门螺杆菌的同时还应该补充一些抗氧化剂，如维生素 C、维生素 E 等，以进一步增强预防效果。

（萧树东　刘文忠）

○ 摘编自《大众健康》2000 年 12 月

—— 专家简介 ——

萧树东　刘文忠

萧树东（1931—2016），我国第一个消化病学研究所——上海市消化疾病研究所的创建者之一，上海交通大学医学院附属仁济医院终身教授、上海市消化疾病研究所名誉所长，曾任中华医学会消化病学分会主任委员和名誉主任委员、上海市医学会消化系病专科分会主任委员。长期从事消化内科疾病，尤其是胃肠肿瘤及其癌前疾病、幽门螺杆菌感染及其相关疾病的临床与基础研究。率先提出用呋喃唑酮治疗幽门螺杆菌感染、叶酸治疗慢性萎缩性胃炎。

刘文忠，上海交通大学医学院附属仁济医院消化科教授、主任医师、中华医学会消化病学分会委员，曾任上海市消化疾病研究所副所长。擅长慢性胃炎、幽门螺杆菌相关疾病的诊疗。

三、健康保胃战之发现"幽门螺杆菌"

　　1983 年，澳大利亚学者首次在胃炎患者的胃上皮细胞中分离出一种细菌，其主要定植于胃窦、幽门附近，呈螺旋状或弯曲状，开始叫做弯曲样细菌，1989 年被正式命名为幽门螺杆菌（Helicobacter pylori，简称 Hp）。中国人群 Hp 的感染率非常高，社区人群中感染率最高达到 90％，不同地区间存在差异，感染率不完全一样。

　　那么 Hp 感染者一般都会有哪些症状呢？ 20％～30％的感染者临床上是没有症状的；有症状者的主要表现为慢性胃炎，具体症状包括胃部不适、胃胀胃痛、消化不良等，其次是表现为消化性溃疡，包括胃溃疡、十二指肠溃疡，其中十二指肠溃疡和 Hp 的关系更加密切一些；还有较少表现为胃癌、胃内淋巴瘤者。

　　临床上检测 Hp 的方法很多，其中，金标准是病原学检查，在胃镜下抓取一块黏膜，显微镜下观察有无该细菌存在，此方法为有创检查，患者痛苦相对较大。而呼气实验是一种简便无创的检查手段，可以用于体检等一般性检查，并可对人群带菌者进行筛查。

　　其原理为：Hp 可产生高活性的尿素酶，当患者服用碳-13 标记的尿素后，如患者的胃内存在 Hp 感染，胃中的尿素酶可将尿素分解为氨和碳-13 标记的 CO_2，碳-13 标记的 CO_2 通过血液经呼气排出，定时收集呼出的气体，通过分析呼气中碳-13 标记的 CO_2 的含量即可判断患者是否存在 Hp 感染。

　　研究表明，Hp 感染是慢性活动性胃炎、消化性溃疡的主要致病因素。超过 90％的十二指肠溃疡和 80％左右的胃溃疡，都是由 Hp 感染导致的。2004 年，世界卫生组织确立 Hp 感染是胃癌的独立致病因素之一，但并不是唯一的致病因素。正常胃炎到胃癌的演变需要经过一个相当长的阶段，从 Hp 感染到胃癌的进程为 10～20 年，只要引起重视，完全有足够的时间去预防胃癌的发生。

　　随着对 Hp 的深入了解，近年来，越来越多的体检机构将呼气试验纳入常规体检项目中。很多人因胃肠疾病去医院就诊时，医生也会推荐进行检测。一旦检测出感染了 Hp，是否都需要进行 Hp 根除治疗呢？ 答案是一般无临床表现的感染者不建议用药，而临床上有症状、本身有胃病或有胃肠道肿瘤家族史的感染者则需要积极抗 Hp 治疗。目前最新的指南建议行 Hp 根除治疗，具体病例需要临床医生和患者共同决策。

　　Hp 的传染性很强，属于经口传播疾病。预防感染的关键是把好"病从口入"这一关。要做到饭前便后洗手，食物要煮熟，生食的蔬菜瓜果要去皮，餐具要消毒等，集体用餐时最好采取分食制。

（王兴鹏）

○ 摘编自上海教育电视台《健康大不同》栏目 2014 年 6 月 23 日

── 专家简介 ──

王兴鹏

　　王兴鹏，医学博士，上海交通大学附属第一人民医院院长，教授、主任医师、博士生导师，享受国务院特殊津贴。中国急性胰腺炎诊治指南制定者之一。擅长消化系统疾病的诊治，尤其是急慢性胰腺炎、胰腺肿瘤、慢性胃病、胃食管反流病、慢性肠病等诊疗。

四、慢性萎缩性胃炎：客观看待，早期诊治，规律随访

慢性萎缩性胃炎是一种以胃黏膜固有腺体萎缩为病变特征的常见的消化系统疾病，在慢性胃炎中占10％～40％，多见于中老年人。临床主要表现为食欲减退、恶心、嗳气、烧心、反酸，上腹出现持续或间断性胀满或隐痛，少数患者可发生上消化道出血，以及消瘦、贫血等营养不良现象。患者的症状与疾病的程度并不成正比。

胃内攻击因子与防御修复因子失衡是慢性胃炎尤其是萎缩性胃炎的发病机制。幽门螺杆菌(Hp)感染是主要的攻击因子。幽门括约肌功能不全时含胆汁和胰液的十二指肠液反流入胃，可削弱胃黏膜屏障功能而产生病变。其他外源因素，如酗酒、服用某些解热镇痛药物、某些刺激性食物等均可反复损伤胃黏膜。

80％～90％的胃癌有癌前变化。慢性萎缩性胃炎是最重要的胃癌前疾病，常常会伴有肠上皮化生或异型增生，也即上皮内瘤变，后者称为胃癌前病变。很多患者因为病理诊断有肠化生而焦虑，其实目前大多数学者认为肠化生并不是胃癌的癌前病变。目前一般认为慢性萎缩性胃炎绝大多数预后良好，少数可癌变，一般不超过3％。但一旦出现异型增生，则癌变机会明显增大。

胃镜检查和胃黏膜活检是慢性萎缩性胃炎最为可靠的诊断方法。当出现胃部任何不适，而又无某些禁忌证时都推荐胃镜检查。另外，消化道钡餐等影像学检查也是胃癌或胃炎的诊断方法之一，尤其是皮革胃(一种特殊类型的胃癌)或患者条件不允许做胃镜时。

如何治疗慢性萎缩性胃炎而有效地预防胃癌？一方面可以用某些减少胃酸分泌或中和胃酸的药物，消除或削弱攻击因子，增强胃黏膜防御，改善胃动力，防止胆汁反流。还有一些如下有助于治疗的方法。

(1) 戒烟、忌酒，避免使用损害胃黏膜的药物，避免对胃黏膜有刺激性的食物和饮品，如过于酸、甜、咸、辛辣和过热、过冷食物，浓茶、咖啡等，饮食宜规律，少吃油炸、烟熏、腌制食物，不食腐烂变质的食物，多吃新鲜蔬菜和水果。

(2) 根除Hp可能有助于逆转胃黏膜萎缩和肠化。应用一些微量营养素，如硒和叶酸。但注意已经诊断为胃癌的患者，则不能随意服用叶酸，在治疗中要根

据患者的实际情况使用叶酸。

（3）某些中药比如摩罗丹等，不但对于缓解症状有用，还有一定的治疗作用。

（4）环氧化酶-2(COX_2)抑制剂的化学预防作用尚待进一步研究。

早期胃癌术后 5 年生存率达 90％以上，而中晚期胃癌患者的生存率很低。75％的慢性萎缩性胃炎伴重度异型增生患者，如果不加任何处理，则在 8 个月左右演变为早期胃癌。由于胃癌早期症状很难与一般胃病区别，因此，一般认为，不伴有肠化和异型增生的萎缩性胃炎者可 1～2 年作内镜和病理随访一次；活检有中-重度萎缩伴有肠化的萎缩性胃炎者 1 年左右随访一次。伴有轻度异型增生并剔除取于癌旁者，根据内镜和临床情况缩短至 6～12 个月随访一次；而重度异型增生者需立即复查胃镜和病理，必要时手术治疗或内镜下局部治疗。

总之，慢性萎缩性胃炎发展到胃癌有一个相对较长的过程，我们可以及时复查胃镜和病理，并通过各种手段治疗，延缓或阻断甚至逆转它发展至胃癌的过程。

（房静远）

○ 摘编自中央电视台《健康之路》栏目 2008 年 1 月 30 日，《新闻晨报》2007 年 12 月，《胃肠病学》2016 年

— 专家简介 —

房静远

房静远，博士，主任医师，二级教授。上海市消化疾病研究所所长、上海交通大学医学院附属仁济医院消化科主任兼大内科主任、上海市"重中之重"消化内科临床医学中心主任。长期从事胃肠道癌及其癌前疾病的诊治和预防工作，对消化道肿瘤防治有独到见解。

五、警惕慢性胃炎发生癌变

慢性胃炎是一类在人群中患病率很高的慢性疾病，以中老年人为主。有资料显示，50 岁以上人群慢性胃炎的发病率可达 50％。有的患者拿到"慢性萎缩性胃炎"或"肠上皮化生"的检查报告后愁眉苦脸、忐忑不安，担心早晚会转成胃癌。这种担心是否属于杞人忧天？而另外一些慢性胃炎患者却没有拿它当回事。慢性胃炎到底要不要紧？它真的和胃癌有关吗？

冰冻三尺，非一日之寒

胃癌虽然可怕，但胃癌的发生也不是一朝一夕的事情。大部分胃癌的发生不是由正常胃黏膜上皮细胞骤然转变为癌细胞，而是一个渐进的过程，需要几年、十几年甚至数十年。在发展为胃癌之前，常常经历一个相当长的癌前病变过程，如慢性萎缩性胃炎、胃溃疡、胃息肉、手术后残胃等，它们使发生胃癌的危险性大大增加，其中最常见的当数慢性萎缩性胃炎。

慢性萎缩性胃炎，多由慢性浅表性胃炎迁延发展而来。最常见的病因是幽门螺杆菌（Hp）长期感染，长期的感染导致胃黏膜萎缩和肠上皮化生，发生癌变的机会也增多。感染时年龄越小，以后发生胃癌的可能性越大，早在 1994 年，世界卫生组织就将幽门螺杆菌定为一类致癌原。尽管慢性萎缩性胃炎转变为胃癌的概率并不高，但是俗话说未雨绸缪，要积极正规的进行根除治疗。

与其忧心，不如积极预防

不过，有不少患者被诊断为慢性萎缩性胃炎后，因担心癌变而思想负担沉重，整日忧心忡忡，这完全没有必要。慢性萎缩性胃炎毕竟不等同于胃癌，这是两种不同的病理过程。大部分慢性萎缩性胃炎的患者经过系统、恰当的治疗可转化为慢性浅表性胃炎或维持现状，只有很少一部分重度萎缩性胃炎，在经过较长时间后可以发生癌变，这主要见于有中度以上异型增生和肠上皮化生的病例。

慢性萎缩性胃炎患者，尤其感染过幽门螺杆菌的，要定期胃镜检查。胃镜检查是胃癌二级预防的重要手段，检查时一定要送病理检查以评估萎缩的程度。

防止胃炎持续发展还与人们的生活方式密切相关。焦虑不安、紧张等心理因素可导致大脑皮层功能失调,对人体胃液的分泌、黏膜血管充盈程度以及胃壁的蠕动均有影响,不利于胃病的治疗与恢复。因而,必须学会调节自己的情绪,轻松愉快地生活。同时,坚定治疗信心,消除紧张心理,与医生密切合作,才能将胃癌扼杀于萌芽之中。

(陆　红)

○ 摘编自《家庭用药》2013 年 5 月

── 专家简介 ──

陆　红

陆红,医学博士,博士研究生导师,上海交通大学医学院附属仁济医院消化科主任医师,上海市消化疾病研究所副所长,中华医学会消化病学分会幽门螺杆菌学组副组长。长期从事幽门螺杆菌相关的基础和临床研究,对幽门螺杆菌规范诊治及耐药菌治疗具有丰富临床经验。

六、杜氏溃疡的真面目

消化性溃疡是消化系统常见病之一，大家并不陌生。但是消化性溃疡中却有一个极为特殊的类型，其来势凶猛，又不易被发现，即使在胃镜下也有可能被漏诊，它就是"杜氏溃疡(Dieulafoy Ulceration)"。让我们揭开这个让消化科医生都觉得有点棘手的溃疡的真面目。

杜氏溃疡也叫"恒径动脉炎"，本质上是血管的先天畸形。正常的血管应该是从"大血管"逐渐缩小成"小血管"最后变成"毛细血管"。来自于胃左动脉正常的血管，也是按照上述规律越走越细，到黏膜下就变成了毛细血管。但是如果这根血管畸形了，它从源头开始一直到胃黏膜下粗细恒定不变，这么粗的血管到黏膜下就会压迫到黏膜，持续的动脉搏动可造成局部黏膜破损，一旦该动脉发生了破裂，则出血量就可想而知了。

以大量呕血为主要表现的杜氏溃疡，发病人群以中老年男性为主，平均的发病年龄在 50～60 岁，女性相对少一点，男女比例 4∶1。此外，它还有三大特征。第一个特征：溃疡生长部位和一般性的消化性溃疡不一样，绝大部分消化性溃疡生长在胃窦或者胃角，而杜氏溃疡集中在贲门-胃底的部位，85％的杜氏溃疡发生在贲门周围、以贲门为中心的 6 厘米半径内。第二个特征：出血量非常大，往往是致命性的，一般的消化性溃疡出血量没有那么大。第三个特征：溃疡非常小，直径大概只有 0.5 厘米，胃镜下还往往找不到，极其容易漏诊。若不能得到及时治疗，极易死亡。在过去，病死率可以达到 80％，现在由于胃镜技术的发展，死亡率降低，但病死率还是有 15％～20％。因此，突然大量呕血的患者一定要及时做胃镜检查。

以前治疗杜氏溃疡常常以外科手术为主，而现在则以内镜治疗为主。有患者不理解还在出血怎么可以做胃镜，其实活动性出血是可以做内镜下治疗的。现在内镜治疗有多种方法：内镜下可以放金属钛夹把血管夹住，马上就能止血；在内镜下打硬化剂，使血管硬化，瞬间就不出血了；或者用激光对着破损的血管烧灼，破损的血管就凝住了；内镜下局部注射 1∶10 000 的肾上腺素，通过局部挤压、收缩血管等机制止血；对活动性出血的部位注射无水酒精，让血管破裂的地方发生蛋白质凝固，也能产生止血的作用。

　　若是无条件做内镜治疗的，还可行外科手术，即把血管畸形的那一段胃切掉，然后马上缝合起来。此外，还可以做介入治疗，数字减影血管造影检查可以发现胃黏膜下畸形的血管，可以直接把这个血管封堵掉，也可以马上把血止住。

　　虽然杜氏溃疡不多见，但一旦发生危害很大，患者预后多较凶险。因此一旦发生消化道大出血要高度警惕，及早做胃镜检查，并积极治疗。

（杨长青）

○ 摘编自《健康财富周刊》2012 年 2 月 13 日

—— 专家简介 ——

杨长青

　　杨长青，教授、主任医师，同济大学附属同济医院大内科主任、消化内科主任，上海市优秀学科带头人。任中国老年医学学会消化病学分会副会长，中国医学促进会消化病学分会常务委员、上海市医学会消化系病专科分会委员兼秘书等职。临床擅长消化道和肝脏疾病的诊治及胃肠镜诊疗，在门脉高压诊治方面有独到见解。

七、哪些不良的饮食习惯容易引起胃癌

胃癌是我国常见的恶性肿瘤之一，其发病与幽门螺杆菌感染、遗传、环境等因素相关，饮食习惯对其发生也有非常重要的作用。

过咸食物是胃癌发病的高危因素之一。人在吃入过量的高盐食物后，胃内容物渗透压增高，可直接损害胃黏膜。另外，高盐食物还能抑制前列腺素 E 的合成，而前列腺素 E 能提高胃黏膜抵抗力，这样就使胃黏膜易受损害而产生炎症或溃疡。

同时，高盐、盐渍及腌晒食品含有大量亚硝酸盐，而且维生素 C 含量极低，容易形成具有极强致癌作用的亚硝酸胺。因此，人们进食宜清淡，每日摄入的食盐量应控制在 5～6 克，最多不能超过 8 克。

熏烤、煎炸食品中含有大量强致癌物质——多环芳烃类。喜烫食与摄入干硬食品则可以使胃黏膜长期受损；反复的损伤刺激容易使原癌基因激活，从而诱导癌变的发生。

隔夜饭菜里的蛋白质分解产生了一些胺类物质，这些胺类物质和亚硝酸盐起反应，生成致癌物——亚硝胺，特别是叶菜、海鲜、凉拌菜、剩汤不宜隔夜食用。节约虽是美德，但菜量适当，不留剩菜、剩饭，是否更是一种节约和健康的生活习惯呢？

不规律的饮食也破坏了胃酸分泌、胃正常工作的规律。餐时不吃饭，胃腺体分泌的胃酸无处可用，高酸环境易造成胃黏膜的损伤；非餐时吃饭，没有足够的胃酸分泌，大大增加了胃的负担。

病从口入，说的正是这些。

饮食既是中华民族上下五千年文化积淀的一部分，也是我们日常生活必不可少的一部分，戒除不良的饮食习惯，养成良好的饮食习惯，就能降低胃癌发生的风险，何乐而不为呢？

（万　荣）

○ 摘编自《活到 100 岁：名医谈疾病》2015 年 7 月

特别提醒

我国是胃癌高发区，尤其我国西北、东北和东南沿海地区，胃癌发病率均较高。杜绝霉变食物，远离烟酒，生活节制，饮食规律清淡，放松心情，有助于减少胃癌风险。预防胃癌，从饮食开始。

—— 专家简介 ——

万 荣

万荣，主任医师，教授，上海交通大学附属第一人民医院消化内科（北院）执行主任，上海市医学会消化系病专科分会副主任委员。长期从事消化内科临床、教学及科研工作，对消化系统疾病的诊疗具有丰富的临床经验，尤其精通各种消化内镜下的诊断与治疗。

八、胃炎用药种类知多少

　　随着生活的改善，人们对食物的要求不再是"果腹"，而是追求味蕾的享受。与此同时，快节奏、高强度的工作压力则往往使人忽略了饮食的规律，消化系统的负担逐渐加重，各种消化系统疾病的发病率逐年上升。其中，慢性胃炎是消化科门诊最常见的疾病，表现为上腹痛、饱胀等消化不良的症状。对于慢性胃炎的治疗，临床中需结合患者内镜、病理检查的结果，进行个体化治疗。

　　常用药物及注意事项如下。

　　（1）抑制胃酸分泌的药物。顾名思义，该类药物常用于胃酸分泌较多的患者，如存在反酸、烧心、上腹不适、隐痛、嘈杂、易饥饿等症状者，主要分为两类。

　　一类是质子泵抑制剂，被称为"拉唑"类药物，包括奥美拉唑、泮托拉唑、兰索拉唑、埃索美拉唑、雷贝拉唑等。通常为晨起空腹一次顿服，但可根据患者病情轻重及发作时间而调整，如病情重的患者可早晚两次口服，部分患者夜间症状明显则可改为睡前空腹口服等。治疗疗程及如何停药则需根据患者具体病情、用药疗效等来调整。有些患者服用该类药物 1～2 周后自觉症状明显改善就不再继续服药，往往造成症状反复而影响后续的治疗效果。因此，患者应谨遵医嘱服药。另外，行幽门螺杆菌（Hp）检测（如呼气试验等）的患者，需注意停用该类药至少 2 周以后方可进行，以防影响检测结果。

　　另一类是 H_2 受体阻断剂，常见的有法莫替丁、雷尼替丁等。此类药物的抑酸效果不如质子泵抑制剂，常用于一些症状较轻的患者，或作为部分应用质子泵抑制剂疗效欠佳患者的辅助用药。常于早晚饭前空腹口服，作为辅助用药时为睡前空腹口服。

　　（2）抗酸药。主要为一类含"铝"的药物，包括铝碳酸镁、硫糖铝等。用于胃酸过多或者存在胆汁反流的患者。该类药物根据不同剂型（片剂、咀嚼片、混悬液、颗粒等），可于饭前、两餐之间或疼痛发作时服用。因该类药物含"铝"，口服后可有不同程度的胃肠道吸收，因此用药时间不宜过长，尤其是老年患者更应引起注意。

　　（3）胃黏膜保护剂。包括胶体铋剂等一系列药物，常用于慢性胃炎伴有糜烂、充血、渗出等炎症活动的患者。

　　胶体铋剂常见的有胶体果胶铋、枸橼酸铋钾、复方铝酸铋等，于餐前空腹口服。需注意的是，服用该类药物期间可出现大便发黑，如无其他不适则属正常现象，停药后大便颜色可恢复正常。另外，该类药物所含铋剂部分可经胃肠道吸收，长期服用可发生铋中毒（皮肤变为黑褐色）、铋性脑病等，因此连续服用不宜超过 2 个月。服药期间不宜饮用牛奶、酒类、碳酸饮料等，以免影响药物疗效。

　　其他包括瑞巴派特、替普瑞酮、吉法酯等。按照用药说明于餐前空腹或餐后口服。

　　（4）促胃动力药。主要包括莫沙必利、依托必利、多潘立酮等。用于有腹胀、嗳气、反流、烧心、呕吐、早饱、上腹痛等症状的患者，于饭前口服。需要注意的是，多潘立酮（如吗丁啉）有一定的促进泌乳的作用，哺乳期妇女慎用，乳腺癌患者禁用此类药物。

　　（5）解痉药。常用的有匹维溴铵、马来酸曲美布汀等。该类药物可使胃肠平滑肌松弛，解除痉挛，从而缓解或消除疼痛。可用于胃酸过多、胃肠痉挛引起的上腹痛、恶心、呕吐、腹胀等。通常匹维溴铵于进餐时服用，马来酸曲美布汀根据情况可于餐前或餐后口服。

　　（6）助消化药。为一类消化酶制剂，主要有胰酶、多酶片、复方阿嗪米特等。用于消化不良、食欲不振等。不同药物根据情况于餐前或餐后口服。

　　（7）根除幽门螺杆菌（Hp）治疗药物。有胃黏膜萎缩、糜烂或有消化不良症状的患者可进行根除幽门螺杆菌治疗。根除治疗后，患者消化不良症状可得到长期缓解，胃黏膜的充血、糜烂、萎缩等组织学变化得到改善，对预防溃疡和胃癌有重要意义。根除方案常为 3～4 种药物（三联、四联方案）。

　　（8）针对胃黏膜萎缩、肠化生的药物。目前常用的有叶酸、微量元素硒、维生素 B_{12}、某些中成药等。除根据患者不同临床症状采用上述各种药物外，还有一些针对胃黏膜萎缩、肠化生的药物。其中叶酸的疗效在不少临床研究中得到肯定，但治疗过程中仍需根据个体情况调整，如定期检测血清叶酸水平，调整用药剂量等。

特别提醒

　　病理检查出现异型增生（上皮内瘤变）的患者不能服用叶酸，因该情况下服用叶酸会促进肿瘤的发展。

　　（9）抗抑郁/抗焦虑药。如舒必利、氟哌噻吨、美利曲辛等。某些消化系统疾病也属于"心身疾病"。对于有明显精神心理因素或睡眠障碍的患者，用药的选择及疗程根据个体情况而定。

以上为慢性胃炎最常用的药物及用药时某些需注意而又易被忽略的事项，希望能对读者有所帮助。当然，具体用药还需门诊就诊时，根据医生的综合评估来制定联合用药方案，切不可光凭药物说明书自行选择药物。另外，除了药物外，适当的饮食控制及规律的饮食习惯也是疾病治疗必不可少的。

（孙丹凤　陈萦晅　房静远）

○ 摘编自《家庭用药》2013 年

— 专家简介 —

陈萦晅

陈萦晅，上海交通大学医学院附属仁济医院消化科主任医师，博士研究生导师，现任中华医学会消化病学分会青年委员会委员及消化道肿瘤协作组副组长、上海市医学会消化系病专科分会委员兼秘书、中国医学促进会消化病学分会副主任委员等职，擅长消化系癌肿及其癌前疾病的临床诊治。

九、肠易激综合征：与心身障碍有关

在门诊，经常碰到一些患者诉说在某些情况下会莫名其妙地出现腹泻或便秘，且屡治屡发，去医院检查却没有发现问题。

李女士，现任某公司公关部经理。平常工作压力较大，经常加班到深夜，还经常去外地出差。最近令她十分烦恼的是，每当与客户谈生意时，就会出现腹部不适和下腹痛，排便后腹痛才会缓解。李女士没有把它当回事，自行服用了一些抗生素，不料病情反而加重，后来只得到医院去检查，但多次结肠镜检查和大便常规化验都很正常。

这种情况属于肠易激综合征，这是一种功能性肠病，其主要特点是：长期间歇性腹痛或腹部不适，并伴有排便习惯的改变（便秘或腹泻）或大便外观的改变（干硬、块状或黏液、稀便），经常感觉排便不尽，到医院多次检查，总是无明显问题。根据症状，该病可分为腹泻型、便秘型和交替型（即腹泻、便秘交替出现）。调查显示，我国城市肠易激综合征的患病率为 10.5％，女性多于男性，多半为压力较大的白领人士、外企职员、私企老板。

肠易激综合征虽然不会癌变，不会致残，也不留后遗症，但病程迁延反复，缠绵不断。虽然每次症状发作可能只有数天，但反复发作可达数年甚至数十年之久，给患者的工作和生活带来很多麻烦。症状发作越频繁、越严重，生活质量就越差，部分患者因此导致精神心理问题。有些腹泻型患者一天腹泻数次，多在早晨或后半夜睡眠最佳时间，即人们所说的"黎明泻"或"五更泻"，睡眠大受影响。还有一些便秘型患者，经常感到腹部胀痛，但如厕时往往劳而无功，粪便因滞留时久而硬如卵石。这些患者总是揣着一份小心：不敢吃凉，不敢吃辣，不敢吃水果、色拉，有的甚至不敢紧张或生气，不敢出席大型宴会或会议，害怕在同事或朋友面前出"洋相"，久而久之，焦虑和抑郁情绪便随之而至。

肠易激综合征的病因目前还不清楚。一般地说，其发病因素大致有以下两种：一是消化道因素，如饮食、感染、炎症等。调查发现，一旦患了痢疾、急性肠炎、受凉或吃冷食后，更容易患此病。二是精神心理因素。研究表明，环境因素、个人行为、生活方式、心理因素与肠易激综合征密切相关。专家认为，动力和感觉异常是肠易激综合征患者排便习惯的改变和腹部不适或腹痛的主要原因。肠运转过慢，容易发生便秘；运转过快，就会发生腹泻；肠道感觉太敏感，腹痛、腹胀症状就特别明显。

肠易激综合征是一种与心身障碍有关的肠道紊乱疾病，目前，还有相当一部分人对此认识不足，至今只有不到 1/4 的人去医院就诊。因此，我们应该及早预防，及时治疗。以下措施一般可以减少并预防肠易激综合征的发生。

（1）起居要有规律，睡眠和进餐要有规律，尽量符合自己的生物钟安排，不要熬夜或日夜颠倒。

（2）工作节律要有弛有张，不要使大脑长时间处于紧张状态。遇到烦恼事要冷静，保持心情舒畅。在紧张的生活或工作之余，尽量安排一些放松和舒缓的活动，如外出旅游或者休假一段时间。

（3）饮食要荤素搭配适宜，食物中要多纤维素。因为纤维素除了能防癌之外，还能维持正常的肠道功能。富含纤维素的食物有：芹菜、茭白、竹笋及其他蔬菜等。此外，平时要尽量多喝水。

综上所述，肠易激综合征反映了机体对工作生活节奏加快、压力增加的环境变化的一种不适应，是亚健康状态功能紊乱的一种体现。对此我们必须正确认识，尽早发现和治疗。

（袁耀宗　刘雁冰）

○ 摘编自《大众医学》2003 年

—— 专家简介 ——

袁耀宗

袁耀宗，上海交通大学医学院附属瑞金医院消化科教授，主任医师，博士生导师，现任《中华消化杂志》总编辑、中华医学会消化病学分会常委等职。长期从事消化内科临床、教学及科研工作，对消化系统疾病的诊疗具有丰富的临床经验，尤其擅长胰腺疾病、胃肠功能性和动力障碍性疾病诊治。

十、远离大肠癌的三大措施

大肠肿瘤，即结直肠肿瘤，包括大肠癌和大肠腺瘤。目前，在临床上，大多数大肠癌（即结直肠癌）患者在确诊时已属中晚期，疗效多不理想。因此，及早预防大肠癌的发生至关重要。下面列举防范大肠癌的措施，以提醒高危人群警惕大肠癌的偷袭。

措施一：高危人群时刻提高警惕

从政府及医疗机构层面上来说，希望普通人群都进行结肠镜大肠癌的筛查，以期及早发现，及早治疗，有效预防大肠癌的发生，减少病死率。然而，根据我国目前国情，尚难以做到全体国民结肠镜筛查。但针对高危人群的结肠镜检查是可行的。

何为大肠癌高危人群？一般认为是，年龄大于 50 岁、患有以下疾病的患者及其一级亲属：腺瘤性息肉综合征患者、家族性腺瘤性息肉病、错构瘤性息肉综合征等；大肠癌患者一级亲属；炎症性肠病尤其是溃疡性结肠炎患者。

另外，有以下病史者也是大肠癌高危人群：大肠癌史、大肠腺瘤史、骨盆放疗、非肿瘤手术（胆囊切除术和输尿管乙状结肠吻合术），免疫法粪便隐血阳性或者经常慢性腹泻、黏液性血便或慢性便秘者。

特 别 提 醒

大肠肿瘤早期表现：腹痛（特别是下腹痛）、便血或部分人有黑便（或被告知大便隐血阳性）、大便习惯改变、缺铁性贫血、腹泻或便秘、不明原因的体重降低、发现腹部有肿块甚至出现肠梗阻等情况。

措施二：息肉摘除+ 随访.预防性治疗

目前内镜下摘除大肠腺瘤并进行内镜监测随访，是预防大肠癌的主要手段，该方法可降低大肠癌患者 75% 的病死率。

结肠镜下腺瘤性息肉摘除：若医生在结肠镜检查中发现了息肉，尤其是腺瘤性息肉，医生会通过摘除或氩气刀等毁损手段进行处理，有效地预防部分息肉癌变。但某些扁平腺瘤难以辨认，且在 3 年内，有 30%～50% 的再发率（不一定在原处出现）。

息肉摘除后结肠镜随访：进展性腺瘤患者应在 3～6 个月再次结肠镜检查；其他息肉 1～3 年应再次全结肠镜检查。腺瘤性息肉病行外科保肛手术者，每 12 个月随访 1 次结肠镜，重点检查直肠残端。如有再发，应行再次息肉摘除。

特别提醒

大肠腺瘤是最主要的大肠癌癌前疾病，包括息肉样隆起的腺瘤和扁平甚至凹陷的腺瘤，其病理学特征是上皮内瘤变，某些长期迁延不愈的溃疡性结直肠炎，有时也出现上皮内瘤变。

措施三：改变饮食等环境因素

我国幅员辽阔，各地区卫生经济发展不均衡，广大农村地区结肠镜筛查和随访相对缺失，制约了大肠癌筛查的普及和效果。因此改变饮食等环境因素是进一步预防大肠癌的关键。

适度减少红肉及肉制品和增加纤维素摄入，可预防大肠癌；体内叶酸低下患者补充叶酸，可预防散发性大肠腺瘤尤其是进展性大肠腺瘤的发生，但不能预防摘除后再发（注意，已有腺瘤者不要用叶酸）；维生素 D 摄入可轻度降低大肠腺瘤的发生，但可显著降低远端大肠腺瘤的风险。维生素 D 对大肠腺瘤的再发有一定的预防作用。

肥胖是大肠癌发病的高危因素。合理的运动可在一定程度上降低大肠癌的发病风险。饮酒、吸烟与大肠肿瘤的发病风险具有一定的相关性，戒烟酒可预防大肠肿瘤发生。

总之，大肠癌是常见的恶性肿瘤，高危人群应对大肠癌保持高度警惕，定期检查，并在医生指导下进行必要的预防性治疗，结合改善生活习惯、调节饮食结构以预防大肠癌发生，维护自身健康。

（房静远）

○ 摘编自上海电视台《大肠癌的预防》2015 年 8 月 20 日

十一、丙肝肝硬化完全康复的希望

丙肝是肝硬化的常见原因之一，而且有时比乙肝发展还要迅速。那么丙肝肝硬化怎么治疗呢？病因治疗是肝硬化治疗最基本的原则。所以抗病毒治疗也是丙肝肝硬化最核心的治疗。丙肝肝硬化能像乙肝肝硬化一样单纯通过口服药物抗病毒吗？哪些人需要抗病毒？疗程有多长呢？吃着抗丙肝药物能不能怀孕？这些应该都是读者十分关心的问题。

目前我国现有丙型肝炎病毒（HCV）感染者约 1 000 万，感染丙型肝炎后约85％的患者会转变成慢性丙型肝炎，其中 10％～20％ 的慢性丙型肝炎患者会发展成肝硬化。较乙型肝硬化患者，丙肝肝硬化患者则显得幸运了。为啥呢？因为大多数丙肝肝硬化患者体内丙型肝炎病毒可以被药物"消灭"（即病毒持续应答，SVR），从而达到去除病因、逆转肝硬化的效果。看到这儿，读者朋友们一定着急想知道怎么去除体内丙型肝炎病毒吧。

别急，首先我们要先了解下 HCV 病毒的分型。就像"亲兄弟"一样，HCV病毒长得都差不多，它们根据发现时间分别叫做 1 型、2 型、3 型、4 型、5 型、6型，不同类型的 HCV 病毒对药物的敏感性有所区别，所以尽管在这里我们会简单介绍一下丙肝的抗病毒药物，但患者还是需要和医生仔细探讨适合自己的治疗方案。

HCV - RNA 是反映丙肝病毒持续感染的一个检测指标，所有慢性丙型肝炎患者，包括进展至丙肝肝硬化患者，只要 HCV 病毒能检测出，并且没有不适合用药的情况，均建议接受抗病毒治疗。

抗丙肝病毒的药物有哪些

抗丙肝病毒的药物主要包括干扰素、利巴韦林、直接抗病毒药物（DAA）等。干扰素和利巴韦林联合方案是传统的丙肝抗病毒治疗方案，适用于各型 HCV感染。但是，由于可能诱发肝功能衰竭，这一方案并不适用于失代偿期丙肝肝硬化，在代偿期患者中使用也应当慎重。所以曾经，医生对于丙肝引起的肝硬化患者爱莫能助，只能眼睁睁看着患者疾病进展。

近期，国外新研发了一些小分子化合物，称为直接抗病毒药物（DAA）。这些药物通过直接抑制 HCV 的蛋白酶、RNA 聚合酶或病毒的其他位点而发挥很强的抑制病毒复制的作用。目前研发的 DAA 类药物均为口服，与传统干扰素＋利巴韦林方案相比，以 DAA 为基础的抗病毒方案具有依从性好、疗程相对较短、不良反应更小等特点。初步的临床研究表明，针对不同类型的 HCV 患者采用以 DAA 为基础的抗病毒方案，包括 DAA 联合干扰素、DAA 联合利巴韦林以及不同 DAA 联合或复合制剂，能达到长期有效抑制病毒复制的作用，这为丙肝肝硬化患者带来了完全康复的希望。不过这类药物国内才刚刚上市，目前获取还有些困难，中国医生还需要积累用药的经验。

丙肝肝硬化患者抗病毒药物需要使用多久

目前提倡乙肝肝硬化患者终身服药，那么丙肝肝硬化患者抗病毒药物需要使用多久呢？由于 HCV 分型及抗病毒药物组合方式多样，治疗丙肝的抗病毒疗程长短存在差别。其中干扰素联合利巴韦林的基本疗程为 48 周，而 DAA 为基础的抗病毒方案多为 12 周或 16 周。为了更为规范、合理地用药，还是遵医嘱用药。但这里有必要提醒下患者朋友们，检查与治疗同样重要，疗程期间注意每月监测粒细胞、转氨酶、HCV－RNA 等指标，病毒消灭后也不要忘记每半年检查腹部 B 超。

DAA 类药物上市时间不久，目前国内外普遍用药经验不足，安全性问题还需进一步研究。但可以肯定的是，利巴韦林是妊娠 X 级药物，所有联合利巴韦林的抗病毒方案均不适用于妊娠患者，且用药期间如果意外怀孕也建议积极引产。

（汪培钦　谢渭芬）

○ 摘编自《名医导读·肝硬化》2016 年

—— 专家简介 ——

谢渭芬

谢渭芬，医学博士，海军军医大学附属长征医院消化内科及内镜中心主任，教授、主任医师、博士生导师，第二届上海市"十佳医生"。长期从事肝硬化及其并发症、胆道和胰腺疾病诊治，擅长胃镜、肠镜、ERCP 等内镜微创检查和治疗，近年来着重致力于探索肝硬化的新治疗方法和技术。

十二、关注脂肪肝，不能忽视体重和腰围

流行病学研究表明，当前脂肪肝正呈全球化流行趋势，肥胖与脂肪肝的关系比过量饮酒更为重要。2003 年上海市成人脂肪肝患病率高达 17％，其中 89％为非酒精性脂肪肝，酒精性脂肪肝仅占 5％；而到 2013 年上海市中老年人非酒精性脂肪肝患病率高达 33％以上。非酒精性脂肪肝现已成为我国发达地区和富裕阶层慢性肝病和健康查体肝功能异常的首要病因。

脂肪肝的潜在危害

随着经济发展，高脂肪高能量的膳食结构以及多坐少动的生活方式，和酒精消耗量的增加，使国人脂肪肝的患病率增长迅速，十年间许多地区脂肪肝患病率成倍增加并且呈低龄化和大众化趋势。与酒精性脂肪肝不同，肥胖相关的单纯性脂肪肝患者肝病进展速度慢，肝硬化及其相关并发症的发生概率低。毕竟健康查体所发现的非酒精性脂肪肝绝大多数为预后良好的单纯性脂肪肝，而伴有肝脏损伤的非酒精性脂肪性肝炎患者仅占 10％，脂肪肝相关肝硬化的发生率则更低（2％左右）。

然而，越来越多的证据表明，脂肪肝及其伴随的肥胖和糖尿病是其他慢性肝病患者肝炎活动和肝纤维化进展潜在的危险因素。脂肪肝不仅可以促进慢性病毒性肝炎患者肝脏损伤程度和肝病进展速度，而且可能会降低干扰素抗病毒治疗的效果。俗话说，"胖人体虚，胖肝易损"。事实上，脂肪沉积的肝脏对药物、环境毒素、缺血和缺氧的敏感性增强，脂肪肝患者比正常人更易发生药物与中毒性肝病以及外科手术后肝脏损伤。此外，肥胖、糖尿病、酒精滥用及其相关脂肪肝还是众多慢性肝病患者肝脏癌变的危险因素。而积极治疗肥胖和减轻肝脂肪沉积，慢性肝病合并脂肪肝患者往往随之肝脏损伤减轻以及进展性肝纤维化改善。

戒烟、减肥先行

面对当前肝脏疾病谱的改变，以及嗜肝病毒感染、酒精中毒、脂肪中毒等病因或危险因素在同一个体的不同组合，推测目前所见肝病患者的临床特征、治疗转归和预后会与原先的慢性病毒性肝炎有所不同，如何正确处理这些患者已成

为当前肝病诊断和鉴别诊断以及治疗和监测的难点和热点。

最近我们通过 2 000 例肝活检标本的研究发现，慢性乙型肝炎患者合并脂肪肝并不少见，肝活检肝细胞脂肪变的患病率呈逐年增高趋势，肥胖、糖尿病为这些患者脂肪肝的主要原因。我们建议慢性乙型肝炎合并脂肪肝患者在抗病毒治疗之前，最好先进行为期半年以上的戒酒和减肥治疗以提高抗病毒治疗的效果。如果患者随访中肝功能酶学指标恢复正常，则可考虑暂不使用干扰素抗病毒治疗，患者的肝损伤可能为脂肪肝所致而非免疫攻击，此时患者仍处于免疫耐受期，即使采用大剂量的干扰素治疗通常亦难以起效。

与其他肝病不同，肥胖相关脂肪肝的危害并不仅仅局限在肝脏，肝脏肥胖（脂肪肝）对全身的影响通常比肝病本身还要严重。就肥胖对全身健康的影响而言，中国人比欧美人种更不耐胖，体重和腰围轻度增加时就会造成糖脂代谢紊乱。对于无过量饮酒史的能量过剩患者来说，肝脏 B 超检查发现的弥漫性脂肪肝比腰围增粗和体重超标更能反映代谢综合征和"恶性肥胖"。即使是体重和腰围均正常的非酒精性脂肪肝患者，合并存在血脂紊乱、高血压、餐后血糖增高和糖尿病的比率也显著高于对照人群；并且非酒精性脂肪肝在确诊后数年内糖尿病、动脉硬化性心血管疾病和代谢综合征相关肿瘤的发生率显著增高。

预测糖尿病和冠心病

越来越多的研究证实，非酒精性脂肪肝可作为 2 型糖尿病和冠心病的早期预测指标。非酒精性脂肪肝和不明原因的肝酶（谷丙转氨酶、谷草转氨酶和谷氨酰转肽酶）增高不仅是肝硬化的前期病变，而且是 2 型糖尿病、动脉硬化和冠心病的独立预测因子。监测血清肝酶指标不仅仅是传统意义上的肝功能监测，其临床意义和重要性犹如对血脂和血压等健康指标的监测。

尽管非酒精性脂肪肝目前尚未被视为代谢综合征的组成部分，但是肝脏脂肪沉积已经被越来越多的专家视为肝脏和全身脂肪中毒的"晴雨表"，从而为早期防治糖尿病、代谢综合征及其相关并发症提供高危人群。非酒精性脂肪肝患者即使存在血清转氨酶增高、肝脏肿大甚至脂肪性肝硬化，只要肝功能尚处于代偿状态，就可常规使用他汀类药物和二甲双胍等药物防治冠心病和糖尿病。

总之，非酒精性脂肪肝及其伴随的代谢紊乱不但可以参与慢性肝病的发生和发展，而且是 2 型糖尿病、动脉粥样硬化和冠心病的独立预测因素。在广大非酒精性脂肪肝患者中，心脑血管事件和糖尿病相关并发症可能比肝硬化更早见、更多见且更致命。为此，肥胖和代谢紊乱患者应定期通过肝功能和肝脏 B 超检查明确有无脂肪肝，而非酒精性脂肪肝和不明原因的肝酶异常患者除应警惕肝硬化之外,还需常规检查并动态监测代谢紊乱及其相关并发症。保持良好体形以及有效控制血脂、血糖和血压,对于防治肝炎、肝纤维化以及糖尿病和动脉粥样硬化同样重要和有效。鉴于肥胖症和脂肪肝对人类健康的巨大危害,建议人们保持健康的生活方式,减少饮食中脂肪和能量以及含糖饮料的摄入,并要加强体育锻炼,尽可能保持体重和腰围在正常范围。

（范建高）

○ 摘编自《大众健康》2008 年 2 月,2012 年 1 月,2015 年 3 月

— 专家简介 —

范建高

范建高,上海交通大学医学院附属新华医院消化内科主任、教授、博士生导师,上海市医学会肝病专科分会名誉主任委员,中国医师协会脂肪肝医师分会主任委员。擅长慢性肝胆系统疾病的内科诊治。

十三、走下"神坛"的干扰素

在乙肝患者的心目中,干扰素宛如一颗流星,照亮了治疗的前程。这干扰素到底是何物,竟然有如此大的魅力?

干扰素是一组由白细胞或成纤维细胞产生的具有特殊生物活性的蛋白质。它可以分成三类,其来源和作用各不相同。其中,α-干扰素(以下简称为干扰素)具有明显的抗病毒、抗肿瘤和免疫调节功能。

在开始试用干扰素治疗乙肝之初,干扰素产量少,纯度低和活性有限,不能推广。后来由于重组基因技术的发展,有了高纯度、高活性的产品问世,使干扰素成为治疗乙肝的有效措施之一。不过,目前在应用干扰素治疗乙肝方面还存在一些误区,有必要澄清。

干扰素能不能直接消灭病毒

干扰素是通过其抗病毒作用和免疫调节作用,抑制和清除肝细胞内的乙肝病毒,从而起到治疗作用。不过,干扰素并不能直接消灭病毒,而是作用于肝细胞上的受体,激活细胞的抗病毒基因,产生多种抗病毒的蛋白质,从而抑制病毒的繁殖。干扰素还能调动机体的免疫系统,使其发挥作用,以抑制和杀灭乙肝病毒。

从干扰素的作用来看,要发挥疗效必须有两个前提:患者体内的乙肝病毒是处在活动性复制状态;患者的免疫系统对某种刺激能产生无反应的状态(医学上称具备免疫应答能力),表现为患者用干扰素后往往有转氨酶反复或持续增高,即肝脏有活动性炎症反应。

干扰素适合哪些人

并不是所有的乙肝患者都适合用干扰素,实事求是地讲,只有一小部分患者适用。他们是:慢性期患者;血清 e 抗原(HBeAg)和乙肝病毒核酸(HBV-DNA)阳性者;血清转氨酶大于正常值上界 2 倍并低于正常值上界 10 倍者;肝穿刺检查肝组织有轻、中度活动性炎症反应者;临床上无明显肝硬化或肝功能失代偿者;无血液、肾、心、脑、甲状腺和精神病者。

急性和重症乙肝患者不适合使用干扰素，孕妇、哺乳期妇女和婴幼儿也不宜使用。对于 HBeAg 阳性、转氨酶不增高的慢性乙肝病毒携带者，以及仅有表面抗原(HBsAg)阳性、HBeAg 阴性(HBV - DNA 也阴性)，不论其转氨酶增高与否，干扰素基本无效。对这些患者用干扰素，是一种浪费。

有些人包括个别医生在内，为了追求经济效益，不顾患者是否适用，盲目向患者及其家属推荐用干扰素。这是不负责任的行为，应当予以纠正。

干扰素的疗效怎么样

应用干扰素治疗慢性乙肝，期望能够达到下列目的：①改善临床症状和肝功能；②抑制乙肝病毒复制，也就是 HBeAg 和 HBV - DNA 转阴；③肝脏炎症病变减轻或缓解；④最终能清除体内的乙肝病毒，即 HBsAg 转阴、抗 HBs(表面抗体)转阴和用 PCR 法测不到病毒核酸；⑤防止慢性乙肝发展为肝硬化和肝癌。

如果按前面所述的适应证合理选择患者，并给予足够剂量和疗程的干扰素，约 40% 的患者可达到上述前三项目的，大约有 10% 的患者最后可能达到上述第 4 个目的，而且可以防止发展为肝硬化和肝癌。但是，对于在新生儿期感染的病儿，使用干扰素不仅效果较差，且容易复发。

所以，到目前为止，干扰素治疗乙肝的效果还不够令人满意。在考虑用干扰素治疗慢性乙肝时，应该注意几个问题：患者是否适用；是否有禁忌证；剂量多少，疗程多长；如何处理不良反应。

特 别 提 醒

市售的干扰素品种很多，人们在购买时，应注意有无国家卫生部批准的生产文号或进口文号，不要购买伪劣产品，并要注意各种品牌干扰素的纯度和活性单位。有些厂商打着让利的旗号，推销质次或不合格产品，人们应提高警惕。

干扰素是一种作用很强的生物制品，在治疗过程中可能产生一些不良反应。例如，大多数患者于治疗开始时，会出现发热、怕冷、关节酸痛等，但随着疗程的推进，一般会自行消失。另外，还可有乏力、纳差、白细胞或血小板减少、脱发等。因此，在使用干扰素的整个治疗过程中，必须由有经验的专科医生指导和严密监察。对患者出现的任何不良反应，均应及时处理，包括减量或停药。有的患者在治疗几周后，可出现转氨酶增高，可能为免疫应答的表现，不一定是不良反应，在密切观察下仍可维持用药。当然，如果病情恶化，则应及时停药。

由于干扰素价格昂贵，用于治疗慢性乙肝疗效有时又不很理想，似乎得不偿失。不过,从药物经济学的角度看,在开始时投资确实很大,开销也明显高于其他的治疗方法;而从长期的效益来说,如果选择患者得当,应用得法,最后总的医疗费用支出、患者的生存质量和生存期,均优于未用干扰素治疗的患者。总之,只要经济条件许可,用干扰素治疗慢性乙肝还是一个较好的选择。

(姚光弼)

○ 摘编自《大众健康》1998 年 1 月

特 别 提 醒

这篇 20 年前发表的科普文章采用问答形式简要介绍了干扰素治疗乙肝的机制、适应证、注意事项等,简明扼要,通俗易懂。但要注意的是,干扰素有很多不同的品种,目前临床普遍使用的长效干扰素已不需要一周 3 次用药;且除干扰素外,核酸类似物也是乙肝患者抗病毒治疗的良好选择,建议乙肝患者或肝炎病毒检测指标有异常的患者尽早到医院就诊,避免延误病情。

——编者

— 专家简介 —

姚光弼

姚光弼,1931—2010,内科学及消化病学、肝脏病学专家,我国肝脏病学和临床免疫学的奠基者之一。曾任上海市静安区中心医院主任医师,静安区中心医院院长,中华医学会内科学分会、消化病学分会副主任委员,上海市医学会副会长,上海市医学会消化系病专科分会副主任委员,上海市医学会肝病专科分会主任委员等学术任职。

十四、菊科土三七害死人

最近，我科收治了一位 50 多岁的患者，来自安徽农村。近 4 个月来，她一直觉得腹胀、胃口不好。入院后，我们发现她有轻度黄疸，有胸水和腹水，还有食管静脉曲张和脾脏肿大，看上去像肝硬化。然而奇怪的是，该患者没有患过肝炎，不喝酒，化验检查也证实她没有肝炎。追问病史，我们发现了一个重要线索：该患者去年有过头颅外伤史，曾服过 4 个月用土三七泡的药酒，而她的腹胀就是在服药酒之后出现的。接着，我们为她做了肝穿刺检查，发现其肝窦淤血，肝中央静脉及周边纤维化，诊断为肝小静脉闭塞症。

正常情况下，血液经肝动脉和门静脉进入肝脏，再经肝内中央静脉、肝静脉流出肝脏。而肝小静脉闭塞症患者的肝小静脉由于内膜炎症纤维化而闭塞，肝脏内的血"只进不出"，门静脉压力增加，导致胸水、腹水和食管静脉曲张。目前，此症尚无有效治疗方法，轻者可试用丹参，重者只能换肝。而造成此症的罪魁祸首，正是菊科植物土三七！

三七是传统的名贵中药材，有活血化瘀、消肿止痛作用，常用于跌打损伤的治疗。土三七与三七虽然仅一字之差，但作用却截然不同。三七属于五加科植物，无毒。土三七分为景天科和菊科两种。景天科的土三七无毒。菊科土三七中含有一种叫吡咯烷的毒物，这种毒物被人体吸收后，会造成肝内小静脉内皮损伤，继而出现小静脉闭塞。这位患者服用的就是菊科土三七。老百姓常常不知道这一点，以为凡是"三七"都可治病。殊不知，用菊科土三七泡酒，其毒性成分吡咯烷更易被溶出，毒性要比水煮高许多倍，误饮后非常容易中毒。

要辨认三七与菊科土三七，可以从叶形和花色来看。三七的叶形肥大，长得像张开的手掌，六七片叶子朝不同的方向伸展开去。菊科土三七的叶形比较小，叶子沿着茎对称生长。三七的花是红色的，菊科土三七的花是黄色的。当然，最简单、安全的做法，就是去正规药房购买三七。

（王吉耀）

○ 摘编自《大众医学》2008 年 11 月

—— 专家简介 ——

王吉耀

王吉耀，主任医师，教授，现任复旦大学上海医学院内科学系主任、复旦大学临床流行病学培训中心/循证医学中心主任等职。在胃肠道疾病和慢性肝病、肝硬化门脉高压的防治上以及诊断疑难病例、治疗危重患者方面有丰富的临床经验。长期从事胃肠病及肝病的临床和研究。

十五、保健品有陷阱，注意肝损伤

最近，我们科收治了一位 40 岁左右的患者，因皮肤、巩膜黄染并进行性加重半月而入院，在排除病毒性肝炎、酒精性肝病等疾病后，细问患者得知，患者因听闻何首乌有促进肠道蠕动、降低血脂等功效后，自行每日服用何首乌炖的汤，造成了严重肝损伤甚至不可逆的肝硬化。

俗话说"是药三分毒"，而肝脏是我们人体内最重要的器官之一，由各类处方或非处方的化学药物、生物制剂、传统中药、天然药、保健品、膳食补充剂及其代谢产物乃至辅料等所诱发的肝损伤称为药物性肝损伤。已知全球有 1 100 多种上市药物具有潜在肝毒性。在欧美发达国家，非甾体类抗炎药、抗感染药物、草药和膳食补充剂是导致药物性肝损伤的常见原因；我国有报道相关药物涉及传统中药、抗感染药、抗肿瘤药、激素类药、心血管药物、免疫抑制剂、镇静和神经精神药物等。国内报道较多的与肝损伤相关的传统中药、天然药、保健品、膳食补充剂有何首乌、土三七，以及治疗骨质疏松、关节炎、白癜风、银屑病、湿疹、痤疮等疾病的某些复方制剂。但由于组分复杂，很难确定究竟是哪些成分引起肝损伤。

急性药物性肝损伤的临床表现一般无特异性。多数患者可无明显症状，仅有血清谷丙转氨酶、谷草转氨酶、碱性磷酸酶和谷氨酰转肽酶等肝脏生化指标不同程度的升高。部分患者可有乏力、食欲减退、厌油、肝区胀痛及上腹不适等消化道症状，全身皮肤黄染、大便颜色变浅和瘙痒等，可见于淤胆明显者。少数患者可有发热、皮疹、嗜酸性粒细胞增多甚至关节酸痛等过敏表现，还可能伴有其他肝外器官损伤的表现。病情严重者可出现急性肝衰竭或亚急性肝衰竭。

药物性肝损至今仍缺乏简便、客观、特异的诊断指标和特效治疗手段。一旦明确或者怀疑药物性肝损，需要及时停用可疑肝损伤药物，尽量避免再次使用可疑或同类药物。应充分权衡停药引起原发病进展和继续用药导致肝损伤加重的风险；同时根据药物性肝损伤的临床类型选用适当的药物治疗；如果遇到特别急性的肝衰竭/亚急性肝衰竭等重症患者，必要时可考虑紧急肝移植。

急性药物性肝损伤患者大多预后良好。慢性药物性肝损伤的预后总体上好于组织学类型相似的非药物性慢性肝损伤。但是药物性急性肝衰竭/亚急性肝衰竭病死率高。当然，最简单、安全的做法，就是不要随意服用保健品、中草药等，需要在医师指导下合理规范用药，必要时定期监测肝功能。

（沈锡中）

○ 摘编自上海电视台《名医大会诊》2017 年 8 月 22 日

—— 专家简介 ——

沈锡中

沈锡中，复旦大学附属中山医院消化科主任、教授、主任医师，博士生导师，兼任中华医学会消化病学分会委员，上海市医学会消化系病专科分会候任主任委员、上海市医学会肝病专科分会委员等职。擅长胃肠病及慢性肝病诊治。

十六、胆结石用药讲究多

　　胆结石又称胆石症，是指胆道系统包括胆囊或胆管内发生结石的疾病。结石在胆囊内形成后，可刺激胆囊黏膜，引起胆囊的慢性炎症，当结石嵌顿在胆囊颈部或胆囊管后，还会引起继发感染，导致胆囊的急性炎症。而胆总管结石由于堵塞胆总管使胆汁排泄受阻，引起的后果往往更加凶险。

　　胆结石大多由胆汁排泄不畅引起。任何引起胆固醇与胆汁酸浓度比例改变和造成胆汁淤滞的因素都能导致结石形成，具体原因包括饮食因素，如早晨空腹时间过长、饮食结构不合理会使胆结石的患病风险明显增高，以及长期食入高糖、高脂肪、高胆固醇食物等；疾病因素如肝脏、胆囊、胆管疾病以及糖尿病等容易造成胆囊收缩功能不全，胆汁中胆汁酸成分的改变也会给结石形成提供可乘之机。胆结石发病高峰年龄在 40～50 岁。另外，肥胖、妊娠和多产次等都是促使结石形成的危险因素。而女性往往比男性更容易受到结石的"青睐"。

　　得了胆结石，开刀还是不开刀？ 一般情况下，无症状的胆囊结石不需积极手术治疗，可观察和随诊。如胆囊结石大于等于 3 厘米，可以采取保守治疗，而胆管结石发生阻塞时宜早期手术，包括经内镜逆行胰胆管造影（ERCP）微创手术、胆管切开取石等。

　　"静止结石"能否置之不理？ 不可以。"静止结石"并非不会发展，据临床报告，40%～50% 的无症状结石患者会在 5～20 年内发病。还有一部分患者可能终身无明显症状。目前比较一致的看法是：不必急于手术，可暂时"和平共处"，采用非手术治疗，服用一些利胆药物。另外，"静止结石"在老年患者中更为常见，这与他们痛阈值提高有关。因此即使无症状也要引起高度重视，采取适当的治疗方式，以免随着年龄增长和脏器功能的衰退失去最佳治疗时机。

　　胆结石的药物治疗以消炎利胆为主。常用的西药有熊去氧胆酸，辅助服用胆宁片、消炎利胆片、胆维他等中药，可以控制炎症，增加胆汁的分泌，促进结石排出。

　　另外，针对胆固醇性结石（多见于胆囊结石），还可以通过鹅去氧胆酸和熊去氧胆酸等口服溶石药物，使胆石表面的胆固醇分子不断被溶解，胆石体积逐步缩小直到完全溶解。而胆色素结石，目前还没有较好的口服溶石药物。

胆结石患者如果出现了感染、发热、白细胞升高的情况，可以使用一些抗生素，但要根据具体情况斟酌用药。

胆结石引发胆绞痛可使用解痉类药物暂时缓解痉挛性疼痛，但服用这类药物治标不治本，且容易掩盖病情，因此不能随意使用。

老年患者用药要注意，由于肝肾的代谢功能下降，老年人用药剂量相比一般成人要适当减少，严格控制药量，防止药物蓄积。很多中老年患者同时患有冠心病、糖尿病、高血压等，要注意联合用药的相互作用。心肺功能低下，且有症状的患者，建议在能够耐受的前提下尽早择期手术治疗。

特 别 提 醒

常规解痉药可能会给老年患者带来青光眼、前列腺肥大、排尿困难等风险，应该谨慎使用。

妊娠期合并胆石症首先考虑通过科学饮食调节以舒缓症状。如需用药，可给予对产妇和胎儿影响小的药物，如熊去氧胆酸。

（陆伦根）

○ 摘编自《上海药讯》2017 年 3 月 2 日

— 专家简介 —

陆伦根

陆伦根，上海交通大学附属第一人民医院消化科主任、教授、主任医师、上海市优秀学科带头人、上海市领军人才。现任中华医学会肝病学分会委员、上海市医学会肝病专科分会副主任委员等职，获国务院政府特殊津贴。擅长各类肝胆疾病、食管及胃肠疾病诊治，尤其对疑难肝病诊治积累了丰富经验。

十七、神奇的内科"刀客"

在人们的印象中，与外科手术相伴的总是疼痛和瘢痕，不开刀就能解决病痛是所有需要做开创手术患者的心声。今年 86 岁的老李就经历这么一次神奇的手术，没有经过开刀就成功治愈了肝囊肿。

几年前，老李突然患病，只要一吃东西，就会腹胀、腹痛，当地确诊为肝囊肿。由于老人年龄过大，无法承受开腹手术，当地医生建议采取药物治疗，可病痛不见好转，严重影响了老李的正常生活。2008 年底，老李的女儿偶然得知长海医院消化内科有一种新的手术方法，不用开腹动刀就能治疗肝囊肿，慕名而来。这就是经自然腔道内镜手术（NOTES），即以软式内镜为治疗工具，不经皮肤切口，而经口腔、肛门等自然腔道对腹腔疾病进行内镜外科手术的治疗方法，可以切除胆囊、阑尾，也能做活检和探查。

该手术当时在国际上也才刚刚开始应用。患者来求医后，为了打消他的顾虑，我们详细介绍了这项新手术的过程。手术时，医生先对患者进行麻醉，然后将胃镜深入胃中，用一根细导丝在胃壁上穿一个小孔；再用气囊将小孔扩张，此时胃镜就可以穿过小孔，进入腹腔找到肝囊肿；再用常规的内镜器械把囊肿切开，让囊液流到腹腔中，腹腔会将囊液慢慢吸收；胃壁上的伤口也不用缝线，人体自身可以修复。

经过多次术前会诊，我们在 2009 年 2 月 22 日对老人进行手术，只用了 1 小时手术就顺利完成，术后几天复查肝囊肿明显缩小，胃壁切口长得非常好，恢复较快。术后两年的随访结果表明，患者已完全恢复正常生活，效果喜人。这例利用胃镜切除肝囊肿的内镜外科手术在国内外都属首例。迄今为止，我们的NOTES 研究小组已经成功救治了 12 例患者，这一技术的成功突破对于广大患者来说无疑是个福音。

除此之外，我还关注胰腺疾病，在胰腺疾病的诊治上也有所建树，这一原本属于普外科救治的疾病如今成为了我院消化内科的长项科目。

以往，对体积较大的胰腺结石，只能行外科手术切除部分胰腺，但胰腺功能明显受损，长此以往可导致严重的糖尿病和脂肪泻。其实，只要有一台针对胰腺结石患者的体外震波碎石机，将结石震碎，然后内镜取出碎石即可缓解患者的痛苦，但以前国内只有针对泌尿外科的体外震波碎石机，无法对胰腺实施碎石。印度拥有这类设备，具体效果如何需要实地考察。

2009 年，我参加了印度新德里举行的亚太消化会议，借机去实地考察印度市场上针对胰腺结石的体外震波碎石机是否适合中国胰腺结石患者，以便决定能否引进这类设备。然而，在出发前一天，新德里市一天内发生 7 次爆炸，当时多数参会人员不敢随意行走，但我决定还是一定要亲眼目睹这台机器。冒着生命危险，我多次前往新德里的医院考察，终于在 2010 年 11 月，将体外震波碎石机设备引进长海医院试用。

2010 年，21 岁的小苏因反复腹痛、极度消瘦来就诊，影像学检查发现胰管扩张、胰管结石，因结石过大难以直接行内镜取石。小苏成为国内第一例接受胰腺体外震波碎石术的患者，在 5 分钟内石头就被打碎了，之后顺利行内镜下胰管取石术。术后未发生并发症，4 天后患者康复出院，终于解除了长期的痛苦。

（李兆申）

○ 摘编自中央电视台《和平年代》2011 年 4 月

—— 专家简介 ——

李兆申

李兆申，海军军医大学附属长海医院消化内科主任，消化内镜学和胰腺病学专家，主持我国胃肠病内镜临床流行病学系列研究，创建 10 余项消化内镜微创治疗新技术，建立消化内镜人才培训体系，近年来致力于提高胰腺癌筛查和早诊率，创建急性胰腺炎综合救治新模式以及慢性胰腺炎微创治疗新体系。

十八、急性胰腺炎——"生"与"死"的较量

每逢佳节,许多人饮食不加节制,暴饮暴食。殊不知,这种不良的生活习惯,可以引起一种非常凶险的疾病——"急性胰腺炎"。胰腺是人体的第二大消化腺体,它分泌的胰液对消化功能有重要影响。胰腺一旦发生炎症,可谓牵一发而动全身,可以危及健康和生命。

急性胰腺炎是较为常见的急腹症之一。在急性发病的诸多原因中,与胆道感染有密切关系的约占 65%,长期大量饮酒、暴饮暴食、高血脂、血管疾病等都会引起胰腺缺血而发病。另外,外力导致的损伤,某些药物的使用不当等,偶尔也会引发急性胰腺炎。

很多患者可能会有一个疑问:既往有胆结石病史,而新发急性胰腺炎,两者之间有什么联系? 从解剖学上来说,正常情况下胰管和胆管汇合在一起,共同开口于十二指肠。当胆结石阻塞开口时,胆汁会反流到胰腺中,从而增加胰管的压力,并激活胰酶,发生自我消化,这称为"胆源性胰腺炎"。可见,胆结石与胰腺炎的关系十分密切。这种情况下,如果能去除胆结石,就可以减少胰腺炎的发病机会。

那么,一旦得了急性胰腺炎,是否需要进行手术治疗? 轻症急性胰腺炎非手术治疗后效果好,而重症急性胰腺炎则非常危险,死亡率极高。经过医学家的共同努力,治疗上已取得了很大的进步,其生存率可达 80% 以上。治疗方法分为手术治疗和非手术治疗两种。至于是否需要手术,关键要看胰腺的坏死是否并发感染。经过密切观察,患者没有并发感染的,可以采用非手术治疗的方法,同时辅以中医治疗、饮食控制等措施,积极预防感染。

有一个观念必须得到纠正。过去认为,"患了急性胰腺炎,一定要手术"。由于胰腺在腹腔的位置不利于手术,手术操作相当复杂,往往需要"大动干戈"。一旦复发,还需要多次手术,给患者带来很大的痛苦。如今,尽管手术的方法不断改进,但是否手术还取决于感染程度。在对患者加强监护 12 小时后,若病情恶化,继发严重感染,则需及时进行手术。

急性胰腺炎患者,首先需要禁食和胃肠减压,这是什么原因呢? 在发病的前

几天内，不让胰腺炎患者进食，是为了避免过多的胃酸分泌和酸性胃内容物进入十二指肠，而刺激胰腺的分泌。一般地说，轻、中度的患者，通过 1～3 天的禁食，腹痛、恶心、呕吐等症状基本消失后，可开始进食少量流质，以清淡米汤为宜；重症患者则禁食时间应长一些。患者由于病情不同，禁食时间长短要视具体情况而定。要强调的是，患者一定要听从医生的安排，不要提前进食，以免病情恶化或复发。此外，一旦发生胰腺炎，首先一定要减轻它的负担，使它得到休息，这叫"胰腺休息"疗法。对中度以上的胰腺炎患者，伴有明显恶心、呕吐和腹胀时，就需要进行胃肠减压，及时吸出酸性胃液，缩短它在胃内的停留时间，减少对胰腺组织的刺激，抑制胰液的分泌，以利于恢复。

中西医结合治疗也是急性胰腺炎治疗的重要手段。服用一些中药，比如本人提出的"柴芍承气汤"，以柴胡、白芍、厚朴、枳实、黄芪、生大黄、芒硝，七味中药组成，可以抑制胰液的分泌和释放，改善肠麻痹，恢复肠道的功能，还可以抑制炎症反应等，明显缓解急性胰腺炎病情。

至于饮食方面，一定要有节制，以清淡食物为主。可以食用瘦肉、牛奶、豆浆、水果等，避免摄入动物脂肪，不要饮酒，不要吃生冷、油腻的食物，更不能暴饮暴食。要保持大便通畅。饮食的控制，是协助和保证有效治疗的重要因素之一，一定要持之以恒。

急性胰腺炎如此凶险，如何早期预防呢？首先，胆源性胰腺炎是中国最常见的病因，因此，凡是有胆结石的患者应尽早治疗，这样就可以预防胆源性胰腺炎发生。可以说，预防胆结石的产生是最根本的措施。另外，合理的饮食搭配，以及良好的饮食习惯，也都是至关重要的。

（巫协宁）

○ 摘编自《疾病防治》1998 年

—— 专家简介 ——

巫协宁

巫协宁，上海交通大学附属第一人民医院消化内科创始人，曾任上海市医学会消化系病专科分会主任委员，上海市医学会肝病专科分会常务委员。对慢性肝病、胃肠、胰腺疾病的论断和治疗有丰富的经验。国内首创小剂量肝素治疗弥散性血管内凝血，中西医结合治疗重症急性胰腺炎、克罗恩病和溃疡性结肠炎。

十九、消化道也有生物钟

现代生活方式导致作息紊乱的人群比例越来越高，其中以频繁夜班工作、高强度和压力工作人群最为明显。在这类人群中，出现消化道不适症状的比例非常高，主要表现为腹痛、腹胀、消化不良以及排便习惯发生改变等。为什么作息紊乱的人容易出现这些症状？答案就在那个人人都拥有、但我们自己却很陌生的"生物钟"。

几乎所有生命体都存在着由基因决定的固有生物节律，称为"生物钟"。很多人因为工作、生活习惯和精神状态的原因不能合理作息，这种情况又进而影响饮食和活动的正常规律，造成生物钟紊乱。人体内每个器官都有自己的生物钟，且与器官功能息息相关。一旦生物钟发生紊乱，日积月累，必然导致疾病的发生。其中，消化道疾病比较常见，症状表现明显，常给患者日常生活和工作带来极大的困扰。

下面介绍三种与生物钟关系密切的消化系统常见疾病。

（1）消化性溃疡。主要指发生于胃和十二指肠的溃疡病变，典型症状表现为慢性、周期性和节律性上腹疼痛。胃酸增多是消化性溃疡发生的主要元凶，胃酸的分泌具有生物节律性，在夜间胃酸分泌增加；另一方面，保护胃的因素如前列腺素，褪黑素和胃肠血流在夜间也节律性地增强，这样就形成平衡的状态，这种动态平衡的生物节律被生物钟精密地调控。很多人"晚上不睡觉，白天睡不醒"，昼夜颠倒的作息方式又导致"一日三餐变一餐"。这些行为都会造成胃和十二指肠的损害因素增加、保护因素减少，消化性溃疡也就随之而来。所以，应该防患于未然，努力维护好正常的作息和饮食习惯。

（2）肠易激综合征。这是一种肠道功能紊乱性疾病，在上海地区发病率高达 20%，其主要表现为肠道易"激惹"。肠易激综合征的病因与精神、情绪异常相关。在情绪紧张或受到刺激时会诱发腹痛、腹胀、消化不良、腹泻、便秘，或腹泻与便秘交替出现等不适症状。精神与情绪的异常容易导致失眠，而失眠又易加重精神压力以及抑郁、焦虑等不良情绪，从而造成生物钟紊乱的恶性循环，表现为"吃不下，睡不着"。如果出现这些生物钟失调的情况和上述相应的腹部症状，就要非常警惕肠易激综合征的发生。对这部分肠易激综合征高危人群，建议调整生活作息，接受心理方面的咨询或治疗，及时阻断生物钟紊乱的恶性循环。

（3）急性胰腺炎。常以上腹痛起病，发病急骤，重症病例病程凶险。急性胰腺炎的发病与胆结石、暴饮暴食、酗酒和高甘油三酯血症等因素有关。长期生活作息不规律或不良的饮食习惯，如昼夜颠倒、早上不吃早餐，造成胆囊分泌、收缩节律的紊乱和血脂代谢异常，夜间胆囊潴留的胆汁不能及时地排泄到肠道，如合并有血胆固醇含量升高，便更容易引起胆结石的发生。也有些人喜欢暴饮暴食或酗酒成瘾，造成胰腺负担加重，应对病因刺激的敏感性增加；同时，过度摄入高脂肪高能量食物容易引起血液中甘油三酯的升高，这些都是加重胰腺器官损害的因素。当这些因素中的一种或多种同时出现时，就要非常小心急性胰腺炎的突然发作。对于这部分人群，建议体检时不要忘记血脂和胆道影像学的检查，及时掌握血脂动态变化以及明确有无胆道结石的出现；更重要的是，改变不良的饮食习惯，纠正作息紊乱。

（万　荣）

○ 摘编自上海广播电视台《名医大会诊》2016 年 10 月

CHAPTER TWO

问名医

胃和食管疾病

1. 如何调整生活习惯以减少烧心反酸

很多人都有过反酸水、胸口后灼热感的经历。这多数是胃食管反流病引起的。除了服用药物，生活方式的调整在胃食管反流病的治疗中发挥重要作用。

首先，注意饮食规律，每次吃饭不宜吃得过饱。饮食不规律会扰乱胃肠道的正常运动节律。贲门位于食管下端，连接胃腔，我们吞下的食物通过这个"阀门"进入胃腔。正常情况下，在胃内消化食物时，贲门这个"阀门"紧闭，以防胃内容物反流入食管。我们吃的东西首先要存储在胃底，而胃底与食管下端贲门相邻。如果吃得过饱，则胃底扩张，贲门这个"阀门"就容易关不紧，胃内容物容易反流至食管，从而出现症状。

其次，很多人会利用中午时间午休，因时间有限，常常吃好就躺下睡觉。刚刚吃完就躺下睡觉也容易引起反流，因此，有胃食管反流病的患者尽量不要吃饱就立刻躺下睡觉。最好是饭后散步几分钟，这样有利于胃的排空。还有值得注意的是在晚上睡觉以前尽量不要吃东西。睡觉以前进食很多食物或者其他东西，会加剧腹胀、恶心，导致消化不良，还可能在夜晚深睡时发生胃内食物反流，引起不适，可能会影响睡眠，甚至可能反流进入气管，引发肺炎等。如果晚上睡觉时容易有不适感的，可以将床头垫高 15～20 厘米，切记为将床头垫高，而非将枕头垫高。

第三，有些食物吃了容易引起反酸、烧心等不适，胃食管反流病患者应该注意。总体原则为浓茶、咖啡、巧克力、高脂以及辛辣食物尽量避免。具体来说，水果中柠檬、西红柿、橙汁、葡萄柚汁、蔓越莓汁尽量不要吃，苹果、香蕉可放心食用。大部分蔬菜不会引起反酸，但薯条和生洋葱尽量不要吃。酸奶、奶昔、冰淇淋、奶酪、意大利酱面、奶油饼干、甜甜圈、白酒以及红酒尽量不要吃。但我们讲的是总体原则，具体还要因人而异，因为每个人发生胃食管反流病的机制不尽相同，病情轻重程度也不同，大家可以自行找找规律。

第四，有些情况会导致肚子里的压力过高，从而容易压迫胃腔，胃腔里的食物及胃酸等反流到食管。如果有便秘的，应该尽量保持大便通畅；如果近期体重明显增加的，应该减肥，特别是减少肚子上的脂肪；如果系过紧的裤带或因某些原因需要戴腹带或支撑腰部力量的护腰等，均可能会增加肚子里的压力，从而诱发反流。此外，孕妇，特别是怀孕后期，更容易出现反流，不要过于紧张，可增加吃饭的次数，每次少吃一点。

此外，现在生活节奏的加快，实际上跟睡眠少、肥胖都有关系。肥胖跟反流病、睡眠少是"三角关系"，相互有促进作用。如果压力可以小一点，平时的生活能够轻松一点，休息得好一点，不要太胖，反流病也会少。

（张　玲　邹多武）

—— 专家简介 ——

邹多武

邹多武，海军军医大学附属长海医院消化内科执行主任，教授、主任医师。现任中华医学会消化病学分会常务委员、上海市医学会消化系病专科分会副主任委员等职。长期致力于消化疾病内镜诊治，特别擅长胆胰疾病的内镜诊治以及胃肠动力障碍性疾病的诊治。

2. 反复咳嗽，为什么呼吸科医生会建议到消化内科就诊

咳嗽是呼吸科门诊患者就诊的常见症状，有的患者咳嗽反复发作，时好时坏，咳嗽超过 8 周，临床上叫"慢性咳嗽"，也可迁延多年，严重影响患者的身体健康和生活质量。有的患者多次行呼吸道常规检查比如胸片、胸部 CT、肺功能检查等却看不到有明显的器质性病变，找不到咳嗽的原因，这类患者常常辗转多家医院，抗炎、止咳、化痰等一套治疗下来，疗效却往往依旧不佳。这时，如果你碰到一个有经验的呼吸科医生，他会建议你去看一下消化内科门诊。

原来，有种常见的消化道疾病叫"胃食管反流病"，其典型的反流症状表现为烧心（胸骨后烧灼感）、反酸、嗳气、胸痛等。除了消化道本身的症状，胃食管反流可以导致一系列的消化道外疾病，比如慢性咽炎、慢性咳嗽、哮喘、肺炎、肺间质纤维化等。它是引起慢性咳嗽的常见病因，由胃食管反流导致的慢性咳嗽临床

上叫"胃食管反流性咳嗽"，是胃酸和其他胃内容物反流进入食管导致的以咳嗽为突出表现的临床综合征。部分胃食管反流引起的咳嗽伴有典型的反流症状，但也有不少患者以咳嗽为唯一的表现。

这时，消化科医生会建议患者做相应的检查，明确是否存在胃食管反流，比如胃镜、24 小时食管 pH 值监测等。如果存在以下情况，也可以考虑进行诊断性治疗：患者有明显的进食相关的咳嗽，如餐后咳嗽、进食咳嗽等；患者伴有典型的烧心、反酸等反流症状；呼吸科排除了咳嗽变异型哮喘、上气道咳嗽综合征、嗜酸粒细胞型支气管炎等常见的呼吸道疾病，或按这些疾病治疗效果不佳。诊断性治疗常常让患者服用标准剂量的质子泵抑制剂，抗反流治疗后咳嗽消失或显著缓解，可以临床诊断胃食管反流性咳嗽。

针对胃食管反流性咳嗽的治疗措施常常包括：调整生活方式，药物治疗（常选用质子泵抑制剂如奥美拉唑及促胃动力药如吗丁啉等），少数内科治疗失败的严重反流患者可以考虑抗反流手术治疗。

（张俊杰　张东伟　杨长青）

—— 专家简介 ——

张东伟

张东伟，同济大学附属同济医院消化内科主任医师。擅长胃肠镜和小肠镜诊治，以及胃肠内镜下黏膜剥离术、肝硬化食管静脉曲张套扎术、硬化剂注射术、支架置入术等治疗。

3. 为什么反复胸痛、胸闷竟是食管病

　　55 岁的李阿姨，最近几个月常常有胸痛、憋气、胸闷的症状。李阿姨怀疑自己患了心脏病，于是到医院心血管内科就诊，做了心电图、心脏彩超等很多检查，心内科医生说心脏没有问题，建议到消化内科就诊。医生详细询问后给李阿姨做了相关检查，发现是胃食管反流病，经口服抑酸药物后症状得到明显缓解。

胃食管反流病最典型的症状是反流和烧心。烧心是指一种烧灼感，多从下往上传导。除了烧心以外，有的时候能感觉到有东西反上来，甚至反到口腔里，苦苦的味道，这个就叫反流。这些胃内的东西不应该反流上来，因为抗反流屏障功能薄弱了、功能差了，贲门松了，所以胃内的东西反流上来。往往根据这些最典型的症状，医生就会初步考虑可能是胃食管反流病。

但胃食管反流病的表现多种多样，还可以表现为咽痛、咳嗽、哮喘、胸痛、胸闷等，这时候往往可能无法在第一时间明确诊断。如果没有典型的烧心症状，或者没有意识到，一开始会去五官科、呼吸科、心内科等科室看病。胃食管反流病引起的胸痛，常常和心脏病引起的胸痛很相像，难以分辨，我们叫"非心源性胸痛"。那典型的心绞痛症状是怎样的呢？多为胸部的压榨感，像一块石头压着的感觉，而且可以连带着左侧胳膊、上腹部等部位出现不适感觉。年龄在 50 岁以上，伴有糖尿病、高血压和高血脂的人更应格外警惕。

为什么心脏病引起的胸痛会和胃食管反流病引起的胸痛很相似呢？原来，我们身体里的很多器官并非每个都有自己专属的神经通道传到大脑，很多相邻脏器的神经会半路汇合后一起传到大脑。心脏和食管就是同由自主神经支配，两者的痛觉纤维和胸部躯体组织痛觉纤维在中枢神经系统内有时发生交叉，因此可引起相似的疼痛感或不适症状。

在考虑可能是胃食管反流病的时候，有一个诊断的方法，同时也是治疗方法，就是用药把胃酸控制住，看症状是否能够缓解。如果胃酸抑制以后症状缓解，那说明这些症状是胃酸反流造成的。

特别提醒

反酸所致的胸闷、胸痛不至于有生命危险，而心肌缺血引起的胸闷、胸痛则有可能致命，尤其是心梗时。因此，如果出现胸痛、胸闷症状，同时没有典型的烧心症状时，特别是年纪相对较大的人，还是先排除心脏疾病比较稳妥。如果严重胸痛、怀疑心梗发作时，要及时就诊。

（邹多武）

4. 发生食管异物怎么办

几年前的某天，一名海军战士因战备任务紧张，工作间隙抓紧时间吃午餐。饭菜是辣子鸡块，餐后稍感胸骨后不适，但因任务紧张未在意，自行吞咽饭团后稍作休息，继续值班。晚间休息后不适症状无改善，海岛医院钡餐检查未见异常，次日转来上级医院急诊。急诊胃镜及胸片未见明显异常，考虑患者症状持续且尚未发现异物，笔者会诊后收治该战士住院留观。入院次日上午，待食管钡剂清除后行颈部、胸部1毫米薄层CT，发现仅1个层面可见食管外一根鸡骨样高密度影，临近颈部大血管，周围出现感染脓腔表现。经全院会诊，最终在支撑喉镜下顺利取出一根长2.5厘米，直径不足2毫米的圆柱形鸡骨，同时有大量脓液流出。后经积极强化抗感染治疗，患者痊愈出院。

食管异物，是指异物被动或主动进入食管，常卡在食管生理狭窄处，可导致食管黏膜、管壁甚至邻近器官损伤，严重时可危及生命。常发生在进餐时或有明确诱因，常见症状有咽部、胸骨后异物感、疼痛、口水分泌增多，如异物穿透/穿出食管，可诱发颈部、纵隔感染，危及呼吸，累及大血管可出现大出血，危及生命。

鱼骨、禽畜骨、果核、假牙、硬币、笔帽、玩具零件等都是常见的食管异物。患者认真回忆、分析可能的异物对于处理方式及医生诊疗具有重要意义。核心问题：异物是否带有尖角，是否可能划破食管？如果有，应第一时间医院急诊就诊并向接诊医生说明，风险评估、处理手段与硬币、钢珠等无尖角异物存在显著差异。

发生食管异物怎么办？

第一件事情是区分食管异物还是气管异物。如异物坠入气管，会出现突发呼吸困难、呼吸急促、面部青紫、呼吸出现哮鸣音等，短时间内可能导致患者死亡，应立即行海姆立克（Heimlich）手法自救，同时送往医院。

第二件事，保持镇静，深呼吸，控制恶心呕吐，减缓食管蠕动程度，避免异物穿出食管。张口观察，如为牙刷、筷子等长条形异物，咽部可见，可尝试用筷子或徒手取出;如异物不可见或有尖角,应立即前往医院就诊。

切记,吞饭团、喝醋等土办法可能加重病情! 即使休息一会儿感觉好了,也并不能除外异物穿出食管,诱发迟发感染、出血可能。因此建议到正规医院就诊检查。

我国目前内镜技术较为普及,1 岁左右的儿童胃镜取异物常见,部分设备技术先进的儿童专科三甲医院可为不足一周岁的小婴儿行胃镜食管异物取出术。

如果经正规诊疗,确认异物取出,仍然可能存在不适。因为异物可能划伤咽部、食管黏膜,黏膜伤口愈合需要时间,可请接诊医生给予药物缓解症状促进愈合。恢复期间冷流质饮食,避免生硬刺激性食物。

一句话总结食管异物：预防为主,及早就诊,别瞎折腾!

(徐　灿)

—— 专家简介 ——

徐　灿

徐灿,海军军医大学附属长海医院消化内科副主任医师、副教授,任中华医学会消化内镜学分会超声内镜学组秘书、中国医师协会内镜医师分会消化内镜专业委员会委员等职。擅长胆胰疾病内镜下微创治疗、炎症性肠病综合诊治,消化道早癌微创治疗。

5. 怎样减轻口臭

口腔异味,俗称口臭,是指口腔中散发出令人不愉快气味的一种症状。口臭的原因很多,包括口腔不洁、牙周病、龋齿等口腔疾病,此外扁桃体炎、鼻炎、咽炎、消化不良、慢性胃炎、幽门螺杆菌感染、便秘等均可导致口臭发生。其中口腔疾病是最常见的病因。

进食一些刺激性食物也可引起口臭,比如洋葱、葱、蒜、韭菜、动物脂肪等。吸烟、饮酒、喝咖啡或嗜好臭豆腐、臭鸡蛋等具有臭味食物,也可引起口臭。

一些其他系统疾病亦可引起口腔异味。如糖尿病患者口腔可有烂苹果味;过度减肥人群由于采取饥饿办法,大量脂肪酸在肝氧化产生丙酮,也会出现口臭;肾功能下降或尿毒症患者口腔可出现氨味;肺炎亦可引起口臭。此外,处于青春期的少女因口腔组织抵抗力较低,亦易出现口腔异味。

一旦出现口臭,但无其他不适时,可先通过以下几种方式尝试去除口臭。首先，通过刷牙、牙线清洁、刷舌苔等日常清洁加强口腔清洁。其次，口臭主要是厌氧菌引起的，因此吃完东西后赶快漱口，饭后嚼无糖口香糖，刺激口水分泌也有助于去除口臭。此外，可多喝茶，因为茶多酚有益于抑制厌氧菌的生长。也可以直接咀嚼茶叶，将一小撮未泡过的茶叶分几次放入口中慢慢咀嚼，待茶叶被唾液软化后吐出或咽下。最后，避免进食辛辣刺激食物，还要改善不良生活方式，比如吸烟、喝酒。此外，有些食物本身也有助于去除口腔异味，如香芹菜、酸奶、胡萝卜以及苹果等富含维生素 C 的水果。

如经过上述措施，口腔异味仍持续存在，应到医院就诊，进行相关检查，明确病因，以便治疗原发病。如存在口腔疾病，比如牙周病、智齿冠周炎、严重的蛀牙等，则接受口腔科医生给予的相应治疗。幽门螺杆菌感染引起的口臭，可服用根治幽门螺杆菌的药物。胃镜检查提示慢性胃炎或消化性溃疡的，可予以相应药物治疗。如为消化不良引起的口腔异味，则一方面注意改善生活方式及饮食习惯，如避免进食过饱，睡前两三小时内尽量不要进食食物；另一方面，可口服一些有助于消化的药物辅助。

（邹多武）

6. 口苦的常见原因有哪些

口苦，顾名思义为口中感觉有苦味。口苦并不是一种疾病，而是身体不适的一种表现，可以为生理性的，也可能为身体某处有疾病导致的症状。

口苦的原因大多数为饮食和精神性的，常和口臭一起出现。现代人生活和工作压力大、饮食不规律、睡眠或饮白开水不足，而碳酸饮料或含果糖饮料摄入过多、运动减少，可导致口苦。同时，过度吸烟和饮酒、打呼噜、张开嘴巴睡觉而散发水分过多，也可导致口苦和伴口干。

口腔局部的炎症和不良的刷牙习惯也可以导致口苦。口腔炎症，比如牙龈炎、牙周炎、牙龈出血、牙结石等经常导致口苦。刷牙不彻底，即未做到一天三次、每次三面（牙齿内面、外面和上面）、每次三分钟，这样的刷牙不充分的坏习惯时间长了，而未及时进行口腔清洁（洗牙），残留的食物残渣长期堆积可导致口苦。

反流性食管炎和慢性胃病也常可导致口苦，而且经常是已经注意了口腔卫生的患者口苦的常见原因。大多数是因为胃动力较差，或者存在胆汁反流、胃食管反流。胆汁由肝脏产生，暂时储存于胆囊，正常时应该流入十二指肠，进而往下到达小肠和大肠参与消化。平时应该从上到下的胆汁、胃酸、气体，在胃食管反流时反常地逆行往上跑，从而导致口苦、烧心，嗳气，甚至胸骨后或胸口疼痛。很多人甚至以为是心脏疾病，而常常到心脏科就诊。另外，胃里存在幽门螺杆菌也是口苦的原因之一。大多数人胃内有菌不会有症状，部分人由于该细菌导致了幽门螺杆菌相关的胃炎，可引发口苦或口臭。

糖尿病患者经常发生口苦，主要原因是大多数患者合并有胃轻瘫，导致胃动力不足。尤其在过多的辛辣食品等不当饮食后，食物长期停留于胃肠道导致口苦。胃肠动力不足的患者经常发生便秘，由于大便不通畅，临床上常见便秘患者抱怨口苦。

此外，肝脏、胆囊、胰腺疾病经常导致早晨起来口苦。部分患者合并小便发黄或眼睛发黄，右上腹不适。肝脏或胆囊有炎症或者结石、肿瘤时，肝脏产生的胆汁排泄不畅，胆囊的胆汁存储和排出功能下降，会引起肝胆疾病性的消化不良而发生口苦。

少部分癌症患者由于舌部血液循环障碍和唾液内成分改变，对甜味食物的感觉下降，对食物发苦的感觉异常敏感，也会感觉口腔发苦，需要引起注意。

（朱凤尚　杨文卓　杨长青）

—— 专家简介 ——

杨文卓

杨文卓，同济大学医学院副院长，同济大学附属同济医院消化内科主任医师，副教授，博士生导师。擅长消化内科常见病、多发病及疑难病的诊治，在肝胆胰疾病和胃肠道疾病的诊治及内窥镜，特别是超声内镜诊治方面有较丰富临床经验。

7. 早期食管癌和胃癌可以进行内镜下手术吗

食管癌和胃癌都是消化系统常见的恶性肿瘤，在中国人中发病率非常高，每年全世界新发的胃癌和食管癌患者中，接近一半都在中国。随着消化道早期癌内镜诊断技术的不断进步，消化道早期癌的检出率明显提高。外科手术曾被认为是治疗消化道早期癌的标准方法，黏膜内癌和黏膜下癌的外科根治术 5 年生存率高达 99％和 96％。外科手术虽然可以完全切除病灶，但根治性手术相关并发症发生率和死亡率分别高达 43％和 6.5％，外科根治术后常并发早饱、吞咽困难、反流、腹部不适等症状，术后生活质量与进展期胃癌相似。

近年来研究证实淋巴结转移发生率很低的早期胃癌适合于内镜下切除治疗，而内镜腔内治疗创伤小，既能保证肿瘤完全切除，又能最大限度地保留正常组织及其功能，并发症发生率低，患者术后生活质量明显提高。消化道早期癌选择内镜治疗已为越来越多的医生所接受。只要确定病变局限于黏膜层，无淋巴结及远处转移，均可进行内镜下切除。也就是说早期的食管癌和胃癌完全可以通过内镜下切除达到根治，治疗的效果跟外科手术一样。

内镜下治疗早期食管癌和胃癌的方法已经非常成熟，即通过胃镜将病变的食管或胃黏膜剥离，被称为内镜下黏膜剥离术（ESD）。跟外科手术最大的区别就是内镜下治疗不切除食管和胃，术后患者恢复快，不影响生活质量。通俗地说内镜下治疗就像削苹果皮，早期食管癌或胃癌在黏膜表层，就像苹果的皮发生腐烂，但瓤是好的，我们只需要把腐烂的皮削除，苹果还是完整的。

当然并不是所有的早期食管癌和胃癌都适合内镜下治疗。只有那些没有淋巴结转移的早期食管癌和胃癌才是内镜治疗最佳的适应证。临床医生会根据病灶的形态及 CT、超声内镜等影像学检查判断是否有淋巴结转移，从而为患者制定最佳的治疗方案。

（刘　枫　陈　洁）

—— 专家简介 ——

刘　枫　陈　洁

刘枫，海军军医大学附属长海医院消化内科副主任、早期消化道肿瘤微创诊疗中心副主任，副主任医师、副教授。中华医学会消化内镜学分会 ERCP 学组委员，致力于消化道癌症的早期诊断、早期治疗和预防工作。

陈洁，海军军医大学附属长海医院消化内科副主任医师，现任中华医学会消化内镜学分会青年委员等职。致力于消化系病的内镜下治疗，主要擅长消化道早癌的内镜下切除术，胆胰疾病的超声内镜及 ERCP 诊治。

8.　食管或胃的黏膜下病变如何治疗

食管或胃的黏膜下病变顾名思义就是起源于食管或胃的黏膜下组织，出现新的病灶或者局部正常组织的形态改变。当然，它可能是良性的，也可能是恶性的或者介于良、恶性之间的病变。随着广大群众对体检的重视，食管或胃的黏膜下病变一般是由胃镜检查或者 X 线上消化道钡餐发现的。食管或胃的黏膜下病变主要是指食管或胃的黏膜下隆起性病变,临床较为常见的主要包括平滑肌瘤、脂肪瘤、异位胰腺、间质瘤、囊肿、血管瘤、纤维瘤、炎症团块、类癌、平滑肌肉瘤、腔外脏器压迫、正常组织的变形(血管变异)等。

一般对隆起性病灶是选择临床观察、内镜下切除或者手术切除等方法。大部分隆起性病变属于良性病灶,如平滑肌瘤、脂肪瘤、异位胰腺、囊肿、血管瘤、纤维瘤、炎症团块等,这部分病灶可以选择定期复查胃镜,临床动态观察隆起的生长速度。若患者对病灶治疗的意愿强烈,根据病灶大小合适的程度及性质,也可以选择内镜下的治疗方法或者外科手术切除病灶。切除后的病灶进行病理活检,明确病灶性质。一般应充分咨询主治医生,积极沟通后选择最佳治疗方案。若为间质瘤、类癌或平滑肌肉瘤等,一般均需要积极治疗。主要治疗方法需要根据相关治疗指南及专科主治医生的具体方案进行。若隆起性病变为腔外正常组织外压或血管变异等,则无需治疗。

(王凯旋)

—— 专家简介 ——

王凯旋

王凯旋,海军军医大学附属长海医院副主任医师,副教授,博士。擅长各种消化系统疾病诊治,肝胆、胰腺疾病的内镜介入诊治,超声内镜引导下介入诊疗,消化道早癌内镜下黏膜切除,中晚期胰腺癌的精准治疗。

9. 食管癌会有哪些症状

一般而言,食道癌最初期很多患者是没有任何感觉的。要提高早期食管癌的诊断率,就需要提高患者的自我保健意识及提高胃镜的常规体检率。胃镜不仅可以发现早期的食管癌前病变及早癌,还可以进行内镜下治疗,此期的治愈率极高。若评估后丧失内镜下治疗机会的,可以选择传统外科手术治疗。

随着疾病的发展,食管癌的早中期,部分患者会感觉到咽干、咽喉部紧缩感、吞咽疼痛、胸部闷胀不适、灼烧感,进食后不适感或阻塞感及吞咽有异物感、上腹部疼痛等。因为,肿瘤在食管的管腔内不断长大,食物(特别是干或者硬的食物)在通过食管的管道时会出现不顺畅的情况,这种不顺畅就会伴随一系列的症状。但因为存在个体差异,每个人的感觉也千差万别。若肿瘤比较靠近咽部或者食管的上段,其引起的症状主要集中在咽部,如咽部干燥感或紧缩感,甚至吞咽疼痛，患者会经常进行吞咽的动作，或者饮水后都不能缓解。若肿瘤在食管的中下段，主要会引起胸部的不适，比如胸闷，或者像有一团物体在胸部造成压榨感、阻塞感或者紧缩感。还有患者会有胸部异物感，似乎吃下去的食物卡在食管的某个地方，总有种咽不下去的感觉，这种哽噎感，有些地方的人将之称为"压气"。这些感觉总是固定在某个部位呈持续性存在或者间歇性存在，时轻时重，这是因为食管本身随时都在蠕动，只有当蠕动到病变部位时才会出现症状，这样的症状存在经常长达数月甚至1～2年。

若有的患者对上述症状不在意，进而随着肿瘤的不断长大，病情将发展到中晚期。主要的症状则是以上描述的症状更加明显，最典型的症状是吞咽困难进行性加重，随后呈持续性，也无缓解期。开始能吃一些干的食物或者硬的食物，用水可以送下。但后来将发展到喝水也难以将固体食物送下，只能开始进食半流质或者流质的食物。食管癌患者进食的食谱是有规律的，主要过程是普通食物转变为半流质、流质，随后只能喝水，甚至滴水不入。有的进食或者喝下的水，立刻会呕吐出来，甚至发生呛咳的情况。由于食量的减少可造成体重下降，严重者可呈恶病质（具体表现是极度消瘦，眼窝深陷，皮肤干燥松弛，肋骨外露，舟状腹，就是人们形容的"皮包骨头"的状态）。随着病情进一步发展，肿瘤可能会引起自发性出血，也有的患者会出现呕血或者黑便。若发生转移则会锁骨上淋巴结肿大、声音嘶哑、肝肿大等症状。有的患者肿瘤压迫气管，还会引起呼吸困难等症状。最后，全身衰竭而进入食管癌的终末期或者临终期。

（王凯旋）

10.　哪些不良生活习惯易诱发食管癌

目前，食管癌的具体发病机制尚不完全清楚，但大量流行病学调查显示环境因素在食管癌的发生过程中起到主导作用，其中一些不科学、不合理的生活方式会促使食管癌发生。那么，哪些不良生活习惯容易诱发食管癌呢？

一是过多进食腌菜、咸鱼等长期储放、可能变质腐烂的食物。此类食物中含有多种亚硝胺类、苯并芘和其他致癌化合物。

二是长期进食霉变的食物。霉变食物中存在大量的黄曲霉、毛霉，这些霉菌除了产生直接的致癌物外，还能使食物中亚硝胺的含量明显增高，增加食管癌的患病风险。

三是长期进食过烫、坚硬、粗糙以及辛辣刺激性食物。热、机械及其他物理化学因素,可以造成食管黏膜损伤,长期、反复作用会引起食管黏膜增生,这是促进肿瘤发生或成为肿瘤发生的一个条件。此外,大量饮酒、高脂饮食、大量摄取盐等行为会加速这种危险。

四是长期吸烟、酗酒。越来越多的证据表明,吸烟作为食管癌的危险因素已被肯定。香烟中的多环芳烃、苯并芘及亚硝胺等可以损伤食管上皮细胞,引发慢性食管炎,最后诱发食管癌。酒精本身并不致癌,但它可以损伤食管黏膜,促进致癌物进入食管,为食管癌的发生创造条件。

五是蛋白质、水果、蔬菜摄入偏少或偏食、肥胖。膳食中缺乏维生素尤其是维生素 C 及维生素 B_2,以及蛋白质、必需氨基酸,会使食管黏膜增生、间变,进一步引起癌变。

六是长期处于焦虑、紧张、情绪低落等状态。其可能的机制为长期焦虑等状态使神经、内分泌系统紊乱,降低了机体的免疫力,引起器官代谢紊乱或障碍,最终引起肿瘤的发生。

食管癌的发生与我们日常生活方式息息相关,所以平时一定要注意避免因不良习惯造成的食管损伤,从饮食上预防食管癌的发生。如有身体不适一定要及时去正规医院检查治疗,以免耽误病情,错过最佳治疗时机。

（柏　愚）

—— 专家简介 ——

柏　愚

柏愚,海军军医大学附属长海医院消化内科主任助理、副教授、副主任医师。目前任中华医学会消化病学分会食管疾病协作组秘书等职。擅长胆道、胰腺、结肠疾病的内镜诊疗。积极参与消化疾病的健康教育及科普工作,传授消化疾病诊治的正确理念。

11. 什么是食管裂孔疝

在我们的身体结构中,胸腔里充满了心肺大血管和纵隔等重要器官,腹腔有肝、肾、胃、肠等重要脏器,而膈肌则将二者相互隔离。所以,胸腔中的食管要穿越膈肌才能与腹腔中的胃相连通,食管穿过膈肌所形成的通道就称为膈食管裂孔。正常情况下,在食管下段和食管-胃的连接部分有一系列的韧带把食管和胃固定在食管裂孔处,就像一根根绳子一样扎紧了口袋的开口,从而有效地防止了食管-胃连接部和其他腹腔脏器进入胸腔。但是，在各种特殊的情况下，腹腔内脏器（主要是胃）可能会通过膈食管裂孔进入胸腔，这类疾病我们就称为食管裂孔疝。

那究竟是什么原因会导致食管裂孔疝呢？腹腔，也就是肚子里的压力长期增高是食管裂孔疝最常见的原因。如妊娠、肥胖、便秘、腹水、腹腔内巨大肿瘤、剧烈而频繁的咳嗽及呕吐、频繁的呃逆和习惯性便秘等病理生理状态都可以使腹压明显增加，甚至超过胸腔内压力，导致肚子里的胃逆向通过食管裂孔向上凸入胸腔，诱发食管裂孔疝。此外，食管胃在发育过程中未正确地定形定位、食管因疾病外伤发生结构改变和膈肌结构不完整，也可能会是诱发食管裂孔疝发生的原因，但较为少见。

大多数食管裂孔疝患者并没有明显的不舒服，这些疝大多会在腹腔压力降低时，从胸腔自行回到腹腔，临床上我们称之为滑动型疝。这类患者即使有症状时也主要表现为胃食管反流病，如胸骨后或剑突下烧灼感、上腹饱胀感、嗳气、打嗝或者是烧针刺样疼痛等，并可放射至背部、肩部、颈部等处，平卧及吃甜食和酸性食物等也可能会诱发并加重症状。但是，少部分患者会感到较为明显的症状，甚至出现呕血、吞咽困难以及胸闷气急等心肺压迫症状，这主要是因为这些患者的疝长期存在，不能回纳到腹腔或者仅能部分回纳到腹腔，对胃和心肺的功能产生了明显影响。

除了上述的诱因与临床症状外，确诊食管裂孔疝常常还需借助一些检查，如胃镜和上消化道钡餐，其中 X 线钡餐检查是目前诊断食管裂孔疝的主要方法，而胃镜检查可进一步明确病情的严重程度和是否存在并发症，可与 X 线检查相互补充，协助诊断。

（柏　愚）

12. 胃镜检查正常为什么还总是感觉吞咽困难

吞咽困难是指吃东西时感觉食物梗在某个部位，一种噎住的感觉。一旦出现吞咽困难，大家都很紧张，首先想到是不是食管里长东西了，多数人都会到医院就诊。其实，吞咽困难除了食管上长东西（最常见的是食管癌）引起的外，还有很多原因。如果经过检查，除外咽喉部疾病，且胃镜检查结果正常，可还是总有吞咽困难时，应该到医院就诊。

如果吞咽困难出现的部位主要在胸骨后，怀疑食管疾病，但胃镜检查食管无明显异常时，还应考虑是否存在食管动力障碍。也就是说，除了食管里长东西以外，如果食管的运动不协调，也会导致吞咽困难的发生。检测是否存在食管运动障碍的问题可以进行食管压力检测，而诊断贲门失弛缓还可以结合上消化道钡餐（或碘造影）。随着科学技术的发展，现在可通过高分辨率食管压力测定检查食管动力是否存在异常。

除了动力异常外，吞咽困难还可能是机械性原因导致的，比如甲状腺肿大、淋巴结肿大、胸腔内疾病压迫咽部、食管等部位。就像一根管道，由于外部原因，导致管道变形、狭窄，从而引起症状。

还有一种吞咽困难，并无食管梗阻的基础病变，患者仅诉咽部、胸骨后有团块样堵塞感，但往往不能明确指出具体部位，且进食流质或固体食物均无困难，还常常伴有失眠、焦虑、疑病等其他症状。此外，一些系统性疾病，比如硬皮病也会出现吞咽困难。

综上所述，如果出现吞咽困难症状，还是到医院请医生帮忙诊治比较好。

（邹多武）

13. 什么情况需要做食管压力测定

食管属于消化器官，是一个将近 25 厘米的管状器官，功能比较单纯，仅有运动功能，负责把经嘴巴吃进去的东西推送至胃。食管的运动功能出现问题也会引起一些症状，要检测食管的功能，食管压力测定是观察食管运动的方法之一。胃镜也可观察食管，但观察的是食管腔内的改变，有无糜烂、溃疡、肿瘤等病变。

现在很多医院都采用固态电极进行检测，可采集整个食管的压力情况，分辨率高，称为高分辨率食管测压。这种固态电极无需注射水，无需牵拉，受试者舒适度大大提高。检查时，将一个很细的电极，经润滑后从鼻孔插入，逐步插入胃腔，收集受试者不吞咽状态下和吞咽状态下食管运动情况。一般情况下，吞咽 10 次 5 毫升温水即可，整个过程耗时 10～15 分钟。

有些人老有吞咽困难、咽部异物感、胸骨后疼痛、反酸、烧心、反复呕吐等症状，去医院看了耳鼻喉科、呼吸内科、心内科、消化内科，做了胃镜、胸片和心电图等很多检查但并未发现什么问题，这时可考虑进行食管测压检查，检查有无食管运动障碍。其临床适应证包括：原发性食管运动功能紊乱，如贲门失弛缓、弥漫性食管痉挛、胡桃夹食管（高压性食管蠕动）；继发性食管运动性紊乱，如硬皮病、糖尿病；非心源性胸痛。此外，还可用于胃食管反流病患者抗反流手术术前、术后评价等。

（邹多武）

14. 恶心、呕吐一定是消化系统疾病所致吗

不是！恶心、呕吐都是症状，不是诊断。医学上除了极少数典型症状，大多数症状都可以由多种不同系统不同疾病诱发，反过来说，一种疾病可能对应众多症状。这也是医学的非确定性特点，需要医师综合判断，很多时候需要边观察边摸索诊断。

导致恶心、呕吐的疾病总体来说可分为消化系统和消化系以外两大类。其中，消化系统疾病可能有如下情况。

（1）各类原因所致的上消化道大出血，呕吐物为鲜血或咖啡色液体，需要紧急送诊。

（2）常见的有急性胃肠炎、阑尾炎、胰腺炎、胆石症、胆囊炎、肠缺血等由剧烈疼痛或者胃肠功能亢进异常诱发，青壮年相对多见。

（3）各类胃肠道、腹腔肿瘤，肠套叠，急性肠扭转，肠道蛔虫，急性十二指肠溃疡水肿等导致幽门梗阻、十二指肠或小肠梗阻等机械性阻塞的疾病，可发生于各个年龄段。

（4）慢性胆囊炎、胆囊切除术后、肝硬化失代偿期伴门静脉高压、慢性胰腺炎消化不良等疾病因消化功能不良、胃肠淤血常出现上腹饱胀不适伴恶心，呕吐少见，中老年多见。

由于胃肠道受到神经、循环及内分泌等众多系统调节，可以诱发恶心、呕吐的非消化系疾病众多。包括各类导致神经系统异常，诱发反射性呕吐的疾病；各类诱发剧烈疼痛的躯体性疾病，可由疼痛诱发反射性恶心呕吐；各类精神因素异常，大脑活动直接影响肠道功能；各类内分泌、影响代谢的疾病；女性常见的生理性因素；以及各类药物、治疗，如目前最常见的是晚期癌症患者放化疗后出现的恶心呕吐等。

显然，恶心、呕吐作为最常见的消化系统症状，背后有着各类复杂的可能成因。请向消化科及自己既往经常就诊科室咨询可能病因，向医师主动提供尽可能完整有效的病史信息，积极配合各种排除性检查。

（徐　灿）

15. 做胃镜如何检测幽门螺杆菌

胃镜检查可以同时取胃黏膜活组织，进行幽门螺杆菌的检测。

一种方法是快速尿素酶试验，简便、快捷、价格低廉，是侵入性检查的首选方法。原理是幽门螺杆菌富含的高活性尿素酶可以分解尿素产生氨，使 pH 升高，指示剂颜色发生改变。一般在胃镜检查时，钳取胃窦黏膜活检标本置于快速尿素酶试剂中，可以通过颜色变化判断结果。然而非幽门螺杆菌尿素酶细菌可能造成假阳性，幽门螺杆菌灶性分布及取材的限制可能造成假阴性，故来自胃窦和胃体的双样本可以提高快速尿素酶检测的灵敏度。

另一种是组织学检查。镜检下幽门螺杆菌可呈稍弯曲状、S 状、短弧状、杆状、海鸥状。组织学检查是直接观察幽门螺杆菌，敏感度高，但是受到幽门螺杆菌的灶性分布、取材、制片质量的限制，可能出现假阴性。

幽门螺杆菌培养是最可靠的方法，是幽门螺杆菌诊断的金标准。一般用脑心浸液(或哥伦比亚琼脂或布氏琼脂)添加一定量的血清或全血，选择性抗生素做培养基，微需氧条件培养 3～5 天，根据菌落特征、涂片镜检、三酶(尿素酶、氧化酶、过氧化氢酶)试验判定为幽门螺杆菌阳性或阴性。但是这种方法敏感性较差，需要一定的设备，培养技术要求高，费时长，不能及时报告，主要用于科研。

（梁　晓）

16. 有不需要胃镜检查幽门螺杆菌的方法吗

有很多人会询问：不想做胃镜的话，有不需要胃镜取活检检查幽门螺杆菌的方法吗？那么医生可以推荐以下几种方法。

尿素呼气试验，主要有[13]C 和[14]C 尿素呼气试验，敏感性及特异性高，无需内镜检查，不受胃内幽门螺杆菌灶性分布的限制，可作为根除治疗后复查的首选方法。幽门螺杆菌是胃内具有高活性尿素酶的细菌，所以可以通过呼气试验测定尿素酶的活性，间接检测幽门螺杆菌。检测前受检者口服同位素[13]C 或[14]C 标记的尿素胶囊，胃内幽门螺杆菌产生的尿素酶催化尿素迅速水解成铵和碳酸氢根，后者吸收入血，经肺以[13]CO_2 或[14]CO_2 的形式呼出，根据绝对值或超基准值的大小便可判断有无幽门螺杆菌感染。

粪便幽门螺杆菌抗原检测是一个方便、快捷、不需要特殊仪器的方法，最重要的是取材方便，尤其适合于小孩。检测有多种方法，其中单克隆抗体 ELISA 法最好，敏感度和特异度都高。

还可以通过血清学检测幽门螺杆菌抗体。幽门螺杆菌进入人体后会产生特异性抗体，通过对特异性抗体的检测可以间接证明病原菌的存在。有很多技术定性检测血清抗幽门螺杆菌免疫球蛋白抗体。这种方法不需要通过内镜取材，具有简便、快速、结果重复性好、无需专用仪器和设备、成本低等优点，适用于大批量的流行病学调查。但因幽门螺杆菌根除后抗体可能仍长期存在，不宜作为疗效判断的指标。

（梁　晓）

17. 做呼气试验检查幽门螺杆菌前应注意什么

^{13}C 和 ^{14}C 尿素呼气试验大致相同：检查前要空腹；服试餐前均空腹采气作本底对照；服含有 ^{13}C 或 ^{14}C 的试餐（胶囊）；服试餐后 20 分钟或 30 分钟时再采气作样本，等待的时间参考试剂的说明书；同时测定试餐前后样本作出结果判断。

无论是 ^{13}C 还是 ^{14}C 尿素呼气试验，其灵敏度、特异性及符合率均在 95％ 以上。^{13}C 是稳定性核素，呼气试验没有放射性，对人体无损害。而 ^{14}C 有少量辐射，所以患者经常会有心理负担。实际上，受检者检测 1 次所摄入 37 千贝克（1 微居）的 ^{14}C 尿素，不及受检者 1 天的自然本底照射剂量，而且几乎所有摄入的辐射量在 72～120 小时内都以尿和呼气的形式排出体外，所以 ^{14}C 呼气试验是安全的，不需要担心，但儿童、孕妇、哺乳期妇女不宜做此项检查。

胃内酸碱值（pH）及影响 pH 的药物会导致呼气试验检测结果的偏差。呼气试验检测幽门螺杆菌感染前，1 个月内如使用过抗生素、质子泵抑制剂、H_2- 受体阻滞剂、铋剂、某些中药等会影响幽门螺杆菌检查敏感性的药物，应停药 1 个月后再做检测。做呼气试验，为了避免内源性二氧化碳产生过多，应在休息状态下进行，故受试者应静坐 20～30 分钟后再做，是理想的检查前准备。检查前以空腹为佳，或 4 小时内未进食。4 小时前少量饮水或服用对幽门螺杆菌无影响的药物，呼气试验的结果不受影响，可以接受检查。

检查当天建议患者检查前要反复漱口，以防口中存在的细菌影响检查结果。检查时以凉饮用水送服 ^{13}C 或 ^{14}C 尿素胶囊，静坐 20～30 分钟，向 CO_2 集气囊吹气 3～5 次，吹气用力要适度，不必过猛，不要吹后倒吸气。吹气过程中，如力气过大，吹破 CO_2 集气囊薄膜，应立即更换。如果口服胶囊出现恶心、呕吐、中上腹不适感，或者检查过程中出现低血糖，请及时告知医生，接受医生的处理。试验结束后，多饮水，以促进 ^{13}C 或 ^{14}C 从体内排出。

（梁　晓）

18. 幽门螺杆菌感染和溃疡有关吗

"无酸即无溃疡"是对溃疡病发生原因的经典描述。胃酸与其相关的胃蛋白酶，是主要的黏膜攻击因子。然而，自 20 世纪 80 年代幽门螺杆菌（Hp）被发现以后，胃酸和胃蛋白酶在溃疡病病因中的经典地位发生动摇。特别是近 10 多年来大量研究充分证明，Hp 感染是消化性溃疡的最主要病因。在胃溃疡患者中，Hp 感染率高达 75%～90%，而在十二指肠溃疡患者中，Hp 感染率更高达 90%～100%。由胃溃疡转变的胃癌患者，大多伴有 Hp 感染。所以，1994 年世界卫生组织宣布，Hp 是人类胃癌的一级致病原。

Hp 具有较强传染性，可通过食物和饮用水进入人体内，在胃黏膜上落户、定居、繁殖，形成若干细菌群落，然后开始腐蚀胃黏膜，形成炎症病灶，最终发展成胃溃疡。幽门螺杆菌在人群中感染率可高达 40% 以上。口口途径的感染传播，是幽门螺杆菌的重要感染途径。国内外的医学研究发现，亚洲人共用饭碗、筷子和菜盘的习惯，使得胃溃疡在家庭成员中极易交叉感染，其发病率要远高于分餐制的欧美国家。

单独检测 Hp 的感染，可通过 ^{13}C 或 ^{14}C 尿素呼气试验，这是目前检测 Hp 感染的首选方法。胃镜检查不仅可对胃和十二指肠的黏膜直接观察、摄影，还可以在直视下活检作病理检查和 Hp 感染的检测，这对区别良、恶性溃疡具有重要价值，也是发现早期胃癌的重要手段。

有时肉眼下溃疡的恶性表现并不典型，或很像良性，但活检病理证实为恶性。所以，胃溃疡不论肉眼观察认为良性或恶性，都应在胃镜下于溃疡边缘取活检。对可疑恶性表现的病例，可以在治疗 2～3 个月以后的愈合期复查，再次活检，避免遗漏胃癌。

（杨长青）

19. 感染幽门螺杆菌后一定会得胃癌吗

幽门螺杆菌阳性检出率高的地区，胃癌的发病率也高。1994 年世界卫生组织国际癌症研究中心（IARC）就把幽门螺杆菌归为一级致癌原。于是大家谈到幽门螺杆菌都非常恐惧，把它和胃癌划上等号。但是，幽门螺杆菌阳性并不意味着将来一定会得胃癌，幽门螺杆菌阳性仅仅是胃癌发病的因素之一，遗传和环境等因素也是至关重要的，在幽门螺杆菌感染的患者中最终只有小于 1% 的患者会患上胃癌。

幽门螺杆菌引起胃癌的模式是经过正常胃黏膜、慢性胃炎、萎缩、肠化、异型增生及胃癌的一系列过程。幽门螺杆菌对人体消化道造成重大风险是由于它可以生产毒性基因，但是如前所述，胃癌是一种多因素疾病，最重要的危险因素除了幽门螺杆菌感染，还有患者本身的基因背景，如胃癌家族史等。此外，环境及营养因素也起重要作用。民族地区差异也是影响胃癌发生的一个重要的因素。即使在幽门螺杆菌感染率较高的地区，最终也只有一小部分的人发展为胃癌。幽门螺杆菌感染引发的胃癌其发展包括 3 步：幽门螺杆菌感染，萎缩性胃炎的发展，胃癌发生。遗传特征与生活方式相互作用影响疾病的进程。根除幽门螺杆菌能够有效预防胃癌发生，至今多项研究支持了这一观点，而预防胃癌的根除幽门螺杆菌的最佳时机是在萎缩性胃炎发生前，这能显著降低地区内胃癌的发生。因此从预防胃癌的角度，推荐根除幽门螺杆菌。

（梁　晓）

20. "胃病药"这么多，怎么吃才能提高药效

有些患者因为单位体检查出感染了幽门螺杆菌，在当地医院就诊后准备接受治疗。回家开始吃药时仔细一看才发现，一个疗程的药有好几种，加起来十几盒，不知"从何吃起"。确实，在为许多消化道疾病患者诊治的过程中，药物怎么吃？什么时间吃？同时服用多种药物时如何搭配？都是被经常问到的问题。

目前消化系统常用药物主要包括抑酸药、抗酸药、胃黏膜保护剂、胃动力药、复合消化酶类、肠道益生菌、抗幽门螺杆菌相关抗生素等，用来治疗常见的一些消化系统疾病，如反流性食管炎、慢性胃炎、消化性溃疡、Hp 感染、功能性胃肠病，这些药物服用的时机与吃饭时间密切相关。

吃饭甚至闻到饭香、看到诱人的食物，会刺激人体胃酸分泌增加，因此抑酸药例如奥美拉唑（奥克）、法莫替丁，就需要在饭前半小时空腹时服用；抗酸药例如铝碳酸镁（达喜）、铝镁混悬液等，通过中和胃酸而发挥作用，则适合餐后 1～2

小时服用。胃黏膜保护剂例如吉法酯、枸橼酸铋，可以直接在胃黏膜表面形成一层保护膜从而发挥屏障作用，因此，建议在饭前半小时、空腹、胃部不适时服用。饭前 30 分钟服促胃动力药例如吗丁啉（多潘立酮）、莫沙必利等，可增强和协调胃肠蠕动和胃排空，改善恶心、嗳气和进食后腹胀等症状。而消化酶类制剂则需要与饭同服或进食后即刻服用。对于国人常见的幽门螺杆菌感染的患者来讲，正规治疗需要同时服用包括抑酸剂、铋剂、两种抗生素在内的四种药物，则建议饭前半小时服用抑酸剂、铋剂，饭后半小时服用抗生素。

有些消化系统疾病如反流性食管炎得以控制后，因生活不规律或饮食不当引起的偶然发作，则可以根据症状发作的频率，来选择服药的频率，就是通俗所说的"按需服药"，即只在发作时服用，症状改善后可以停用，既可以起到治疗疾病的作用，又减少了因不必要长期服药可能引起的不良反应。

（葛艳丽　杨长青）

21. 哪些人需要根除幽门螺杆菌

现在已知幽门螺杆菌（Hp）和慢性胃炎、消化性溃疡、胃黏膜相关淋巴样组织（MALT）淋巴瘤等消化道疾病有密切关系，与一些消化道外疾病，比如不明原因的缺铁性贫血等也相关。如果感染了 Hp 并患有 Hp 相关的疾病，就需要根除 Hp，另外还有一些特殊情况也需要根除 Hp。在我国消化学会治疗共识中，指出 Hp 根除治疗有其治疗适应证。

（1）消化性溃疡：是根除 Hp 最重要的适应证，根除 Hp 可促进溃疡愈合，显著降低溃疡复发率和并发症发生率。

（2）胃黏膜相关淋巴样组织（MALT）淋巴瘤：是一种少见的胃恶性肿瘤，80％以上 Hp 阳性的早期（病变局限于黏膜和黏膜下层）、低级别胃 MALT 淋巴瘤根除 Hp 后可获得完全应答，但病灶深度超过黏膜下层者疗效降低。

（3）Hp 胃炎伴消化不良：根除 Hp 可使 1/12～1/5 的 Hp 阳性消化不良患者的症状得到长期缓解，这一疗效优于其他任何治疗。

（4）慢性胃炎伴胃黏膜萎缩、糜烂：反复糜烂后可发生萎缩、肠化生。尽管根除 Hp 预防胃癌的最佳时机是萎缩、肠化生发生之前，但在这一阶段根除 Hp 仍可除去炎症反应，使萎缩发展减慢或停止，并有可能使部分萎缩得到逆转，但肠化生一般难以逆转。

（5）早期胃肿瘤已行内镜下切除或手术胃次全切除：早期胃癌手术或内镜

卜切除后 5 年乃至 10 年生存率很高，因此仍存在再次发生胃癌的风险，根除 Hp 可显著降低这一风险。

（6）长期服用质子泵抑制剂（PPI）：Hp 感染者长期服用 PPI 可使胃炎类型发生改变，从胃窦为主胃炎发展为胃体为主胃炎。胃体萎缩为主的低胃酸或无酸型胃炎发生胃癌的危险会显著升高。

此外，胃癌家族史者，计划长期服用非甾体消炎药（NSAIDs）（包括低剂量阿司匹林）者，不明原因的缺铁性贫血、特发血小板减少性紫癜，淋巴细胞性胃炎、增生性胃息肉患者，也推荐根除 Hp。

部分 Hp 感染者，属于 Hp 胃炎患者，但终身都不出现症状。这样的患者是否根除 Hp 以患者的意愿为准，如患者有意愿根除 Hp，需告知患者根除药物的不良反应、肿瘤漏诊可能性等。如超过 45 岁，或有肿瘤报警症状的患者需先行胃镜检查。

（梁　晓）

22. 血液已查出幽门螺杆菌阳性，为何还要做呼气试验

随着大家对幽门螺杆菌的认识的提高，以及对幽门螺杆菌是胃癌最重要的危险因素的认识，很多体检中心都把血清幽门螺杆菌抗体列为体检项目。大家也有这样的经验：体检后获知血清幽门螺杆菌阳性，到医院就诊，医生通常仍会要求患者行呼气试验或胃镜检查。既然血清幽门螺杆菌抗体是阳性的，为什么还要进一步检查呢？

原来，血清检查幽门螺杆菌抗体主要检测幽门螺杆菌抗体 IgG，抗体可为幽门螺杆菌尿素酶、毒力因子 CagA、毒力因子 VacA 等抗体，部分试剂盒可同时检测 CagA 和 VacA 抗体。血液检查幽门螺杆菌抗体检测反映一段时间内的幽门螺杆菌感染状况。常用的方法有胶体金免疫层析检测方法和免疫胶乳浊度法检测。

然而幽门螺杆菌根除后，血清抗体尤其是 CagA 抗体可维持很久（数月至数年），因此不能用于治疗后复查。血清幽门螺杆菌抗体检测是非现症感染检测方法，临床上不用于评价药物治疗的效果，根除幽门螺杆菌后复查需要进行呼气试验。

血清幽门螺杆菌抗体检测对于幽门螺杆菌的诊断，敏感性可达到 88％～94％，然而特异性较差。而且由于国内不同试剂盒检测的准确性差异较大，与其

他细菌抗原有一定交叉反应,因此不能作为诊断幽门螺杆菌的依据。而呼气试验对于诊断幽门螺杆菌的敏感性为 90％～96％,特异性为 88％～98％,因此在确诊幽门螺杆菌感染,作为根除依据时,需要进行呼吸试验。由于血清幽门螺杆菌抗体检测价格便宜、检测方便,在基层健康体检中心对受检者做感染筛查及感染的流行病学调查方面有较高的临床价值。

血清幽门螺杆菌抗体与呼气试验比较还有着它独特的优势,就是不受药物影响。所以对少数无法停用质子泵抑制剂、抗生素、H_2-受体阻滞剂等药物,且必须根除幽门螺杆菌的患者,比如消化性溃疡出血或胃 MALT 淋巴瘤等患者,可以参照幽门螺杆菌抗体阳性,对患者进行幽门螺杆菌的根除。

（梁　晓）

23. 哪些情况需要做胃镜检查

胃镜是一个带有摄像头的纤维软管,纤维软管通过嘴或者鼻子进入消化道,医生借此观察食管、胃、十二指肠表面黏膜,以了解消化道里是否有糜烂、溃疡、包块隆起、曲张血管形成,及通过快速尿素酶试验检测是否存在幽门螺杆菌感染等。

胃镜其实就是类似通过照相机查看上消化道黏膜病变,并且可以通过活检进行显微镜下 HE(苏木精-伊红)染色或者特殊免疫组化染色等病理学检查,是上消化道疾病明确诊断的"金标准"。

来看看哪些人需要行胃镜检查。

（1）不明原因体重减轻。

（2）不明原因急、慢性失血,可伴有黑便或柏油样便。

（3）反复上腹不适,伴有或无恶心、呕吐等症状。

（4）X 线钡餐造影或 CT 等影像学检查怀疑食管、胃、十二指肠形态改变或局部增厚改变。

（5）需要长期随诊患者,如胃溃疡、胃息肉、萎缩性胃炎、巴雷特食管等癌前疾病者。

（6）40 岁以上,且直系亲属有消化道肿瘤家族史的健康人群。

（7）反复肿瘤标志物异常升高。

（8）上消化道狭窄、息肉、良性肿瘤,及食管静脉曲张、食管异物等可行内镜治疗者。

胃镜检查对于发现溃疡、肿瘤、息肉等是很有必要的。但存在以下情况之一者不合适胃镜检查。

（1）精神失常不能合作者、癫痫频繁发作者。

（2）严重心肺功能不全或器质性病变者，如心力衰竭、严重心律失常、呼吸困难等。

（3）可疑上消化道穿孔或穿孔的急性期。

（4）咽喉部疾患内镜不能插入者。

（5）胃、食管化学性烧伤的急性期。

（6）脊柱严重畸形者。

（陈慧敏）

24. 做胃镜检查需要注意些什么

常规胃镜从口咽部插管，因为咽反射的存在，不少患者会有恶心呕吐的感觉，为此很多患者从心理上抗拒胃镜检查。为了减轻患者检查过程中的不适感，除了上述的经口咽部进镜的普通胃镜，目前各大医院还广泛开展了"无痛"胃镜，即通过静脉给予镇定麻醉药物，患者在睡眠状态下完成胃镜检查，检查过程减少了咽反射抵抗，患者舒适度明显提高。此外还有"鼻胃镜"，又叫超细胃镜，直径只有普通胃镜的一半，而且特别软，经过鼻腔插管进入食道，减少了咽部的刺激症状，适用于消化道存在狭窄等患者。

具体的随访检查及胃镜方式的选择，建议与就诊医生沟通，一般临床医生会根据病情和患者意愿来选择。有的时候，可能还需要多做几次胃镜，动态观察。

在进行胃镜检查之前，我们需要注意些什么呢？

（1）检查当日必须空腹，禁食、禁饮 6 小时以上。

（2）计划做无痛胃镜者需家属陪同。

（3）若患者有心脏病、高血压病等相关疾病，或者服用抗凝药物等，建议提前告知医务人员。

做完胃镜检查，我们还需要了解以下注意事项，更好地保护自己。

（1）检查后少数患者可能出现咽喉疼痛、腹痛、腹胀等不适，多半由于检查时难免会注入一些空气以撑开胃腔，虽然在退镜时已吸出，但可能仍有明显腹胀感、嗳气，属于正常现象。

（2）因为咽部局部麻醉作用，检查后咽部可能存在异物感或疼痛，切勿剧烈咳嗽。多无碍于饮食，可照常工作和生活。

（3）行无痛胃镜检查患者，术后 24 小时禁止饮酒及从事危险性工作，如骑车、驾驶、高空作业或者进行精细工作等。

（4）若取胃黏膜活检或行息肉摘除术，可能出现少量出血，检查 2 小时后方可进食，应进食温凉半流质或软烂食物一天，以免粗糙食物摩擦胃黏膜创面，造成出血。但不必过于担心活检那一点点黏膜破损，机体细胞每时每刻在分裂再生，存在自愈功能，很快会恢复。若腹痛剧烈或出现解黑色粪便，必须立即到医院就诊。

（陈慧敏）

25. 如何远离胃十二指肠溃疡

胃十二指肠溃疡，通常称为"消化性溃疡"，是一种多发病、常见病。近年来的实验与临床研究表明，溃疡的形成有各种因素，如胃酸分泌过多、幽门螺杆菌感染和胃黏膜保护作用减弱等。胃排空延缓和胆汁反流、胃肠肽的作用、遗传因素、药物因素和精神因素等，亦与消化性溃疡的发生有关。

如何才能预防胃十二指肠溃疡的发生？

（1）筛查幽门螺杆菌感染。建议通过^{13}C 呼气试验、胃镜等检查，进行 Hp 感染的检测。符合适应证的建议予以规律四联杀菌治疗（包括质子泵抑制剂＋胶体铋剂＋若干抗菌药物）。

（2）避免不合理用药致溃疡药物。应询问患者是否应用诱发或导致溃疡加重或并发出血的有关药物，包括水杨酸盐及非类固醇抗炎药（NSAIDs），肾上腺皮质激素，利血平等。如果风湿系统疾病或者其他心血管慢性疾病需要长期服用上述药物，应当尽量采用肠溶剂型或小剂量间断应用。同时进行充分的抗酸治疗和加强黏膜保护。

（3）心理-社会因素。精神过度紧张等会加剧胃酸分泌，有应激性溃疡形成可能。因此乐观的情绪、规律的生活、避免过度紧张与劳累，无论在本病的发作期或缓解期均很重要。少数伴有焦虑、紧张、失眠等症状的患者，可在医生指导下短期使用一些镇静药或安定剂。

（4）饮食方式调整。建议细嚼慢咽，避免急食，咀嚼可增加唾液分泌，后者能稀释和中和胃酸，并可能具有提高黏膜屏障作用；规律定时进食，以维持正常消化活动的节律；餐间避免零食，睡前不宜进食；应戒烟酒，并避免咖啡、浓茶和辣椒、酸醋等刺激性饮食；不宜暴饮暴食，以防止胃窦过度扩张，增加胃泌素的分泌，从而刺激胃酸分泌。

（5）戒烟。吸烟者比不吸烟者胃十二指肠溃疡发生率高 2 倍，另外，吸烟可影响溃疡愈合并可促进溃疡复发。

（陈慧敏）

26. 胃炎需要吃抗炎药吗

通常我们所说的"胃炎"，系指不同病因引起的各种慢性胃黏膜炎性病变，是一种常见病。

自胃镜及胃黏膜活检病理检查广泛应用以来，对本病认识有明显提高。胃镜下将慢性胃炎分为慢性非萎缩性胃炎和慢性萎缩性胃炎。后者黏膜常伴肠上皮化生，伴有 G 细胞丧失和胃泌素分泌减少，也可累及胃体，伴有泌酸腺的丧失，导致胃酸、胃蛋白酶和内源性因子的减少。

慢性胃炎通常根据病因及病变部位的不同分为两类：一类是慢性胃窦炎（B 型胃炎），十分常见，大多数为幽门螺杆菌感染所致，少数由于其他因素包括胆汁反流、非甾体抗炎药、吸烟嗜酒等引起；另一类是慢性胃体炎（A 型胃炎），少见，主要由自身免疫疾病引起。A 型胃炎的病变主要累及胃体和胃底，常有遗传因素参与发病，约 20％伴有甲状腺炎、艾迪生病或白斑病。A 型胃炎可出现明显厌食和体重减轻，可伴有贫血。在有典型恶性贫血时，可出现舌炎、舌萎缩和周围神经病变如四肢感觉异常，特别是在两足。

看到这里大家应该明白了，不同于急性细菌感染性胃肠炎存在明确的细菌感染，需要适当应用抗菌药物进行治疗，慢性胃炎不是单纯的细菌感染性炎症，如果存在幽门螺杆菌感染，临床医生会建议采用"四联杀菌"方案。在清除幽门螺杆菌后，胃黏膜的慢性炎症得以改善，甚至消退。对未能检出幽门螺杆菌感染的慢性胃炎，医生会根据病因选择不同的治疗方式，若为非甾体抗炎药引起的，应即停服并用抑酸药或黏膜保护剂如硫糖铝来治疗；如因胆汁反流，可用铝碳酸镁、氢氧化铝凝胶或硫糖铝等来吸附中和。如以胃黏膜糜烂和/或以反酸、上腹痛等症状为主者，可根据病情或症状严重程度选用抗酸剂、H_2 受体拮抗剂或质子泵抑制剂（PPI）治疗；如有上腹饱胀等消化不良等表现为主时，可服用促动力药和/或消化酶制剂等对症处理。

（陈慧敏）

27. 总打嗝是怎么回事

打嗝，医学上称之为呃逆，是一种膈肌痉挛性、爆发性异常呼吸运动。它是由于膈肌、膈神经等受到刺激，引起一侧或双侧膈肌的阵发性痉挛伴吸气期声门突然关闭而发出的特别声音。一般地说，偶尔短暂的打嗝发作不会带来明显的不适或损害。但严重者，尤其频繁发作者常因严重影响进食和呼吸而造成精神和躯体的沉重负担。

引起打嗝的原因有很多，包括胃、食管功能或器质性改变，也有外界物质生化、物理刺激引起。比如：进入胃内的空气过多而自口腔溢出（如喝太多饮料，特别是含碳酸的饮料），精神神经因素（如紧张焦虑），饮食习惯不良（如进食、饮水过急，吃饭时说话过多，饮用过多热咖啡或热茶等），吞咽动作过多等均可引起打嗝。

一些疾病也可以引起打嗝。常见的有胃炎或胃溃疡、食管炎等，会因炎症刺激引起打嗝；中枢神经系统疾病如脑出血、脑梗死或脑炎等也可引起打嗝；另外糖尿病酮症酸中毒、肝性脑病、心肌梗死、严重脱水、膈肌附近的刺激性病变等均可引起打嗝，甚至顽固性打嗝。

发生打嗝时不要心焦气躁，若因过饱过急饮食造成者，数分钟内可自动缓解，因慢性胃病导致者在解痉、加强胃动力治疗后也无大碍。不过，不要在打嗝时喝冷饮，也不要做剧烈运动。打嗝时的家庭紧急处理措施包括：尽量屏气，有时可止住打嗝；让打嗝者饮少量水，尤其要在打嗝的同时咽下；如打嗝难以止往，倘若无特殊不适，也可任其自然，一般过一会儿就会停止。

如经过上述措施后，打嗝仍持续存在的，应到医院就诊，进行相关检查，明确病因，以便治疗原发病。

（王吉林）

28. 胃黏膜"肠化"会恶变吗

胃黏膜的肠上皮化生简称"肠化生"或"肠化"，是一种比较常见的现象，特别在高龄人中更为多见。肠上皮化生常常合并于慢性胃炎，特别是慢性萎缩性胃炎。

那么，什么是肠上皮化生呢？肠上皮化生是胃黏膜上皮及其腺体在病理情况下转变为肠黏膜上皮及腺体的现象，即"肠化"，也就是胃黏膜中出现类似小肠黏膜或大肠黏膜的上皮细胞，是胃黏膜的常见病变。肠上皮化生细胞来自胃固有腺体的颈部未分化细胞，这部分细胞是增殖中心，具有向胃及肠上皮细胞分化的潜能。正常时，它不断分化成胃型上皮细胞，以补充衰老脱落的表面上皮；病理情况下，它可分化为肠型上皮细胞，形成肠化生。

目前对肠上皮化生作了一系列的分类。病理学上，按化生上皮细胞的功能，将肠上皮化生分为完全性肠上皮化生及不完全性肠上皮化生 2 型。按分泌物质不同，肠化生细胞可分为大肠型化生和小肠型化生 2 个亚型，前者一般为不完全化生，而后者一般为完全性化生。按肠化程度轻重，可分为轻度、中度和重度 3 级，肠化腺体占胃黏膜腺体和表面上皮总面积的 1/3 以下为轻度，1/3～2/3 为中度，2/3 以上为重度。

肠上皮化生会不会癌变呢？关于这个问题，目前学术界有着不同的观点。有观点认为，小肠型肠化生或完全性肠化生的上皮细胞分化好，常见于各种良性胃病，尤其多见于慢性胃炎，属于炎症反应性质，与胃癌关系不大。而大肠型化生或不完全性肠化生，其上皮细胞分化差，在肠型胃癌旁黏膜中检出率较高，说明该型肠化生与胃癌的发生关系密切。但另有观点认为，胃癌的发生与肠化类型关系不大，而与肠化的面积及严重程度相关。中、重度肠化基础上易发生不典型增生，从而引发胃癌，特别是有幽门螺杆菌感染的老年患者，或者有胃癌家族史的患者，更应引起重视。

综上所述，对于小肠型化生及轻度肠化，不必过分惊慌；但对于中、重度肠化及大肠型化生应引起重视，患者平时应注意饮食调节，避免烟酒、酸辣、生冷、油腻等刺激性食物对胃黏膜的刺激；注意消除损害胃黏膜的致病因素，如消除幽门螺杆菌感染，控制胆汁反流等，同时可以应用具有保护作用的药物及中成药等，促进胃黏膜的修复。最重要的是要注意加强随访，建议每 6～12 个月做一次胃镜加病理检查，以监测病情变化。

（王吉林）

29.　胃痛一定是胃的问题吗

事实上，除了胃本身的问题外，还有很多其他疾病可以表现为胃痛，常见的疾病有肝胆系统疾病，如胆囊炎、胆管炎、胆囊结石、胆总管结石、肝炎甚至肝癌等；胰腺方面的疾病，如急性或慢性胰腺炎、胰腺癌等，腹腔其他脏器的疾病如腹膜炎、肠梗阻、消化道穿孔、急性阑尾炎的早期等；还有心肺方面的疾病，如下壁心肌梗死、下叶的肺炎等，这些疾病都可能引起所谓的"胃痛"。因此，只有搞清楚"胃痛"的原因，才能从根本上治疗。万万不可习惯性地认为肚子痛就是胃痛或者"老胃病"，随便自行服用胃药有时反而可能掩盖病情、错过最佳治疗机会。

为什么"胃痛"不一定是胃的问题呢？这一方面是内脏器官定位不准确，用来感觉疼痛的痛觉感受器在内脏上的分布要比皮肤稀疏得多，机体无法准确定位到出了问题的部位，只能模糊感觉到"痛"。正因为存在这种定位的不准确性，我们很多时候感觉到的胃痛其实并非来自于胃，而是邻近器官，比如胃右侧的肝脏和胆总管，后方的胰腺，下方的结肠，以及上边的肺和心脏。另一方面是因为内脏有牵涉痛，即内脏的疼痛有时候还同时会出现一处与该内脏远隔的体表疼痛，可以简单理解为传导痛觉的神经"绝缘性"差，可能会激活跟它靠得近的其他神经，导致大脑以为"喊痛"的是被激活的那根神经。急性阑尾炎、结石性胆囊炎的早期，都会出现这种中上腹部的牵涉痛，也容易被误以为是胃痛。

因此，出现"胃痛"不能想当然地认为是胃的问题，除了进行胃部的检查和治疗外，还应根据其他伴随症状进行相应的检查，如是否伴有发热、恶心呕吐、腹泻、眼黄尿黄、咳嗽、胸闷胸痛等。特别是当胃痛持续不缓解，疼痛剧烈，腹部紧张，不能碰，伴有胸部、颈部、背部或肩膀的疼痛，呕血黑便，不能排便，同时有明显呕吐，或伴有明显体重下降等情况时，更应引起警惕，及时到医院就诊，以免延误病情。

（王吉林）

30. 胃息肉会癌变吗

胃息肉是来源于胃黏膜上皮组织的一种异常生长组织。胃息肉通常无症状，但在罕见的情况下，可以伴随非特异性症状被发现，如腹痛、消化道出血、贫血或胃出口梗阻症状。胃息肉通常分为三大类，最常见的为炎性增生性息肉，其次为胃底腺息肉，最少见的为腺瘤性息肉。

炎性增生性息肉占所有胃息肉的 50％以上，可见于胃组织的任何部位中，于胃窦部常见，从几毫米到几厘米大小不等，常常多发。这种息肉是慢性炎症刺激引起的，尤其是慢性萎缩性胃炎。幽门螺杆菌感染是引起这种息肉的最主要病因。这种息肉的癌变率非常低，据报道只有 1％～2％的增生性息肉伴有上皮内瘤变，从而有发展为胃癌的可能。

胃底腺息肉的发病率有越来越高的趋势。顾名思义，胃底腺息肉是主要发生在胃底部的息肉，一般直径都小于 0.5 厘米，扁平无蒂，表面光滑。这种息肉在健康人和行消化道内镜检查的患者中常常发现，在长期服用质子泵抑制剂的患者中出现率更高。胃底腺息肉几乎没有癌变风险，只有在非常少见的患有家族性息肉病的患者中，胃底腺息肉有癌变的风险。

腺瘤样息肉的比例很低，常常在慢性萎缩性胃炎的患者中发现，息肉一般是圆形的，可以有蒂，也有些扁平息肉，常单发，多见于胃窦部。此类发育异常的上皮细胞，常在慢性萎缩性胃炎和典型的幽门螺杆菌感染相关的肠化生的胃黏膜上皮上出现。息肉常常伴有黏膜细胞的化生，有很大的癌变风险。其癌变率与绒毛成分的多少及息肉大小有密切关系。

目前对于胃息肉的随访问题，尚无足够的指南或共识意见作为指导。一般而言，对于炎性增生性息肉，应取活组织检查，直径大于 1 厘米者应予完整切除，术后病理如发现上皮内瘤变者应密切随访，至少半年复查一次胃镜，如有幽门螺杆菌感染，应在确认幽门螺杆菌根除后 3～6 个月进行内镜随访评价，对于广泛肠上皮化生者应考虑长期随访；对于胃底腺息肉，应取活组织检查，直径大于 1 厘米者应予完整切除，术后病理如发现上皮内瘤变者应密切随访，至少半年复查一次胃镜，另外最好停用奥美拉唑等质子泵抑制剂类药物，可以换用法莫替丁等 H_2 受体阻滞剂；对于腺瘤性息肉，因腺瘤是胃癌的癌前病变，因此所有的腺瘤性息肉均应摘除，摘除后应密切随访，每年复诊 1 次，连续 4 年无再发，改为 2～3 年检查 1 次，如病理有上皮内瘤变，则应缩短随访时间。

（王吉林）

31. 糜烂性胃炎是胃“烂”掉了吗

有些人去做胃镜，会拿到“糜烂性胃炎”的胃镜报告，那么糜烂性胃炎是胃“烂”掉了吗？是不是很严重？其实不是的，糜烂性胃炎是指胃黏膜受损，出现不同程度的糜烂，并没有想象的那么严重。

从解剖学上来说，胃壁共分为四层，从里向外分别为黏膜层、黏膜下层、肌层和浆膜层。糜烂性胃炎就发生在最里面的黏膜层。胃的黏膜层是胃壁内部一层很薄的、脆弱的组织，具有自我修复的平衡机制，如果胃部负担过重，或者刺激过强，就会打破这个平衡，造成破损，从而引发糜烂性胃炎。

那么有哪些因素会引起糜烂性胃炎呢？常见的有幽门螺杆菌的感染，或者严重的创伤、疾病造成的应激状态反应；很多药物也可能引起糜烂性胃炎，最常见的有各种非甾体抗炎药、各种镇痛药、退热药、感冒药，如布洛芬、对乙酰氨基酚等，长期服用阿司匹林和氯吡格雷等抗血小板药物也可能导致糜烂性胃炎并引起消化道出血；某些成分不清的中草药和保健品等也可能引起糜烂性胃炎；另外饮酒以及辛辣食物刺激也可能导致糜烂性胃炎的发生。

糜烂性胃炎可以分为急性糜烂性胃炎和慢性糜烂性胃炎。急性糜烂性胃炎是以胃黏膜多发性糜烂为特征的急性胃炎，又称急性胃黏膜病变或急性糜烂出血性胃炎，是上消化道出血的重要病因之一，约占上消化道出血的 20％。常由应激状态反应以及服用阿司匹林等抗血小板药物等引起，起病较急，在原发病的病程中突发上消化道出血，表现为呕血及黑粪，单独黑粪者少见，出血常为间歇性，大量出血可引起晕厥或休克、贫血。出血时有上腹隐痛不适或有触痛，胃镜下表现为胃黏膜多发性点状或弥漫性充血、糜烂，出血等。慢性糜烂性胃炎又称疣状胃炎或痘疹状胃炎，一般症状多为非特异性的消化不良症状如上腹隐痛、反酸、餐后饱胀、食欲减退等，但不及时治疗可导致消化性溃疡，甚至发生上消化道出血。胃镜下胃黏膜出现多个疣状、膨大皱襞状或丘疹样隆起，直径 5～10 毫米，顶端可见黏膜缺损或脐样凹陷，中心有糜烂，隆起周围多无红晕，但常伴有大小相仿的红斑，以胃窦部多见。

（王吉林）

32. 为什么会得胃溃疡

胃溃疡，是位于胃贲门至幽门之间的慢性溃疡，是消化系统常见疾病，胃溃疡也是消化性溃疡中最常见的一种，主要是指胃黏膜被胃消化液自身消化而造成的超过黏膜肌层的组织损伤。

引起胃溃疡的主要因素有以下几种。

（1）幽门螺杆菌感染，这是引起消化性溃疡的主要原因。

（2）药物及饮食因素：长期服用阿司匹林、糖皮质激素，抗肿瘤药等药物易致此病。此外长期吸烟、长期饮酒和饮用浓茶、咖啡亦有一定关系。胃溃疡病患者在有些职业如司机和医生等人当中似乎更为多见，可能与饮食不规律有关。

（3）胃酸和胃蛋白酶：消化性溃疡的最终形成是由于胃酸/胃蛋白酶自身消化，胃酸是溃疡发生的决定性因素。

（4）精神因素：长期精神紧张、焦虑或情绪波动的人易患消化性溃疡，多愁善感，脑力劳动过多也是本病诱发因素。

（5）遗传因素：胃溃疡有时有家族史，尤其儿童溃疡患者有明显的家族史。

（6）其他因素：单纯疱疹病毒局部感染可能会引起胃溃疡。

因此长期口服阿司匹林、皮质类固醇等药物，精神紧张、焦虑或情绪波动，生活不规律，又有幽门螺杆菌感染的人，是胃溃疡的高危人群。

如果经常出现中上腹隐痛、灼痛或钝痛，并且经常好发于餐后半小时左右，常伴反酸、嗳气，严重时可有黑便与呕血，这时候要警惕是不是得了胃溃疡。诊断胃溃疡的常用检查有胃镜和 X 线钡餐检查。胃溃疡患者还应常规检测幽门螺杆菌。

（苏文雨）

33. 胃溃疡为什么需要复查

上腹部疼痛是胃溃疡的主要症状，多位于中上腹部，也可出现在左上腹部或胸骨、剑突后，常呈隐痛、钝痛、胀痛、烧灼样痛。胃溃疡的疼痛多在餐后 1 小时内出现，经 1～2 小时后逐渐缓解，直至下餐进食后再复现上述节律，部分患者可无症状，或以出血、穿孔等并发症作为首发症状。

胃镜检查是诊断胃溃疡的主要方法，还可以对胃溃疡的良恶性进行鉴别诊断。典型的胃溃疡成圆形或椭圆形，但亦有成不规则形或线形。恶性溃疡形状不规则，底部凸凹不平，苔污秽，边缘呈结节状隆起，但溃疡型早期胃癌在胃镜下表现和胃良性溃疡容易混淆。

如果胃溃疡患者上腹腹痛规律变成不定时发作或者成为持续性隐痛；常规服用抗溃疡药物治疗一段时间后，效果变得不明显，甚至无效；反复呕血，有持续性黑便，或出现柏油样大便，大便隐血试验结果持续呈阳性并不断消瘦。出现以上情况，都应及时到医院复查胃镜或 X 线钡餐检查。

值得大家注意的是，有些胃癌早期患者临床症状不明显，一般仅有轻度消化不良等症状。另外，有些胃溃疡容易癌变，尤其是溃疡直径大于 3 厘米，一定要和恶性溃疡相鉴别。当经胃镜检查怀疑恶性溃疡而一次活检病理呈阴性者，必须在短期内复查胃镜并再次活检，必要时还需完善腹部增强 CT 以防遗漏胃癌。随着抑酸药物的广泛应用，溃疡缩小或部分愈合并不是判断良恶性溃疡的可靠依据，对治疗后愈合不良的难治性胃溃疡，需要内镜复查随访，直至证实溃疡愈合。

胃癌治疗效果的好坏，取决于能否早期诊断。如能在尚未发生转移前进行根治手术,则疗效较好,尤其是癌组织尚未侵入肌层、浆膜层时,五年生存率最高。胃溃疡是胃癌的癌前疾病,规律定期胃镜检查和相应治疗对预防胃癌发生以及及时诊断早期胃癌有着重要的意义。因此对有胃溃疡病史或有复发症状者,原则上应进行定期胃镜检查,以确定是否复发、是否仍为良性溃疡,要警惕极少数良性胃溃疡在黏膜反复破坏和再生的慢性炎性刺激下发生恶变。

（苏文雨）

34. 吸烟对胃病有哪些影响

吸烟与胃病之间有关联吗？答案是肯定的。吸烟不仅会引起胃病还会加重胃炎、胃溃疡的病情,不利于胃炎、溃疡病的愈合。

吸烟引起和加重胃病的罪魁祸首是尼古丁,它能作用于迷走神经系统,使幽门括约肌松弛、胆囊收缩,从而使碱性的胆汁易于反流入胃,以致破坏胃黏膜。并且它还可促使胃酸、胃蛋白酶分泌增多,抑制前列腺素合成,从而使胃黏膜黏液分泌减少,这些均可损害胃黏膜,导致胃病。此外,吸烟可降低食管下括约肌的张力,易造成反流性食管炎。许多吸烟者还喜欢将一定量的烟草吞下,因此消化道(特别是食管及咽部)患癌的危险比较大。

俗话说"饭后一支烟,赛过活神仙",但其实饭后吸烟对胃病的影响更大。因为人在吃饭以后,胃肠蠕动加强,血液循环加快,身体在对食物积极消化和吸收的同时,对香烟的烟雾吸收能力也增强,人体吸收烟雾的能力进入"最佳状态",烟中的有毒物质比平时更易吸收进入人体。饭后吸烟不仅会使食物不能正常地消化吸收,同时也会给胃、十二指肠造成更严重的直接伤害,还容易引起腹痛症状。

吸烟对胃病的影响主要表现为三个方面：吸烟会增加胃病的发病率,据研究发现,吸烟者胃十二指肠溃疡的发病率是非吸烟者的2～4倍;吸烟会降低胃病的治愈率,有人做过比较,给同是慢性胃炎或溃疡病的患者使用同一种药物治疗,非吸烟组的治愈率为90％,吸烟组的仅为63％;吸烟还容易引起胃病复发,有学者对上述两组患者停药一年后作比较,非吸烟组复发率为53％,吸烟组为84％。

因此一旦患了胃病,除了应该去医院,严格遵循医生的建议用药物治疗控制症状、促进胃病愈合外,还应戒除不良生活习惯。戒烟,减少酒、辛辣食物、浓茶、咖啡等刺激,对胃炎、溃疡的愈合及预防复发有重要意义。

（苏文雨）

35. 有哪些症状时提示可能患了胃癌

胃癌是我国最常见的消化道恶性肿瘤，遗憾的是早期胃癌多无症状或仅有轻微症状，当临床症状明显时，病变已属晚期。因此，警惕胃癌的早期症状，早发现早诊治，意义深远。

"上腹隐痛不适、轻微饱胀、疼痛、恶心、嗳气等，进食后症状往往加重"可见于慢性胃炎、消化性溃疡、功能性消化不良的患者，甚至正常人偶尔也会出现，患者在常规胃镜或 X 线钡餐检查中都没有恶性病变的特征，且上述不适经过抑制胃酸或胃黏膜保护药物等治疗及改善生活方式后症状会有所缓解。而胃癌早期患者一般也仅部分有轻度消化不良等症状，很多症状可以和其他的胃肠疾病相混合，但随着病情的进展，上腹部疼痛加剧，发作频繁，伴有食欲下降，继续服药后症状不能缓解。另一部分患者可出现大便潜血持续阳性，甚至出现黑便或呕血等症状，或出现疲倦、消瘦、乏力等。这时就要及时就医，要警惕胃癌的发生。尤其平日无胃病的老年人，一旦出现黑便尤应警惕胃癌的发生。胃癌的诊断主要依靠胃镜检查加活检，及 X 线钡餐检查。

36. 哪些人是胃癌高危人群

目前比较肯定属于胃癌高危人群者有如下情况。

（1）患有胃癌的癌前疾病。主要指一些发生胃癌危险性明显增加的临床情况，包括：萎缩性胃炎(伴或不伴有肠化和恶性贫血)，重度萎缩性胃炎发生胃癌的危险性为 0.5％；慢性胃溃疡；残胃，指既往因良性病变而行胃大部切除术后者；胃息肉，特别是广基腺瘤型息肉易癌变，直径大于 2 厘米息肉恶变率更高，而单纯增生型息肉一般不发生癌变；胃黏膜巨大皱襞症。

（2）幽门螺杆菌(Hp)感染。有研究发现 Hp 可增加胃癌发病危险性 2.8～6 倍，尤其是有癌前疾病的 Hp 感染患者。

（3）饮食习惯不良。如饮食不规律、吃饭快速、喜欢高盐和热烫食品，喜食致癌物质亚硝酸盐含量高的腌制品、熏制品、隔夜菜，喜欢食用霉变食物，少食新鲜蔬菜等。

（4）长期酗酒及吸烟。酒精可使黏膜细胞发生改变而致癌变；吸烟也是胃癌很强的危险因素，青少年时期开始吸烟者危险性最大。

（5）EB 病毒感染。少数未分型的胃癌可能与 EB 病毒感染有关。

（6）有胃癌或食管癌家族史。1‰～3‰的胃癌属遗传性胃癌易感综合征。

（7）长期心理状态不佳。如性格压抑、忧愁等，胃癌危险性明显升高。

胃癌的高危人群经过一般的药物治疗如果效果欠佳，应在专科医生的指导下，进行规律的定期胃镜检查和相应治疗，预防早期胃癌。对超过 50 岁的人建议行胃癌筛查，并且根据筛查结果进行随访。

（苏文雨）

37. 口服阿司匹林者如何保护胃

阿司匹林是一种已在临床上应用了一百余年的药物，具有解热、镇痛、消炎、抗风湿、抗血小板凝聚等多种功效。

随着阿司匹林的广泛应用，其不良反应也逐渐增多，较常见的症状有恶心、呕吐、上腹部不适或疼痛；特异性体质者服用阿司匹林后可引起皮疹、血管神经性水肿及哮喘等过敏反应；大剂量的阿司匹林会引起肝损害；引起神经症状，出现所谓水杨酸反应，症状为头痛、眩晕、耳鸣、视听力减退、精神错乱、惊厥甚至昏迷等，但停药后 2～3 天症状可完全消失。

其中胃肠道症状是阿司匹林最常见的不良反应，口服阿司匹林可直接刺激胃黏膜引起上腹不适及恶心呕吐，有些患者在长期服用后可出现消化性溃疡、消化道出血等。这些不良反应使许多需要长期服用阿司匹林的患者感到非常担忧。

无法停用阿司匹林的患者如何保护胃黏膜呢？阿司匹林普通制剂在胃内已开始吸收，在小肠上部可吸收大部分，而肠溶片则在肠道释放、吸收，吸收速度慢，所以应首先选用肠溶衣型或缓释型阿司匹林，这样可减少胃黏膜局部损伤，且最好饭后服用。另一方面，为预防因阿司匹林造成的胃肠出血，可服用预防性抑酸药和胃黏膜保护剂，或加用增强胃黏膜屏障功能的药物，如米索前列醇等。另外，服用阿司匹林可增加幽门螺杆菌感染者发生消化性溃疡的风险，长期服用前根除幽门螺杆菌亦可降低溃疡发生的危险。阿司匹林不宜在酒后服用，因为能加剧胃黏膜屏障损伤，从而导致胃出血；阿司匹林也不宜与某些药同用，如与维生素 B_1 同服也会加重胃肠道反应。

（苏文雨）

38. 为什么心情不好时胃也跟着"捣乱"

在消化科门诊，常常会遇到前来诉苦的胃病患者：最近胃又开始痛了，可是平时已经很注意饮食起居了啊！三餐按时，不吃辣的、刺激的、冰的，而且也不熬夜，劳逸结合。这些老胃病患者都接受过仔细的体格检查和胃镜检查，没有很大器质性病变。我便会询问他们是不是最近生活工作遇上烦心事了，或者精神压力很大。他们中很多人会说：对啊！最近确实生活中遇到烦心事；或者工作压力大，总之心情不好。但是，心情不好也会导致胃痛吗？我会告诉他们：心情不好确实会导致胃痛胃胀、食欲不振，而且严重的会诱发胃溃疡、消化道出血等。

其实我们的胃肠道和大脑神经中枢有千丝万缕的联系，胃肠道的正常蠕动和各种消化液的分泌，都是在体内一套完善复杂的神经内分泌系统支配下进行的。如果每天情绪舒缓、心情美好，那么吃饭的时候，消化液会大量地分泌，胃肠道蠕动也加强，使消化活动顺利进行，有益于健康。

如果遇到突发情况，人体处于较强的应激状态，或者长期心情焦虑、暴躁或者情绪低落，都会让胃肠道的蠕动和分泌功能降低，甚至发生紊乱，导致各种应激性溃疡，甚至胃出血。

另外还要注意，有些不科学的误导和宣传也常常会诱导或加重患者的紧张恐惧情绪，比如对某些所谓的癌前病变的错误解释和过分夸张，让很多患者感到恐惧焦虑，惶惶不安，奔走求医，往往导致其原本普通胃病症状加重，反而不利于胃病的康复。

好心情相当于一种有利于健康的激素，坏心情则是损害机体的毒素。虽然我们不可能没有七情六欲，但是为了自己的健康，平时应该有意识地让自己凡事看开，不要过于暴躁、焦虑或忧郁。

平常多放宽心，能让自己胃病好得更快。另外，阳光、运动和音乐艺术也可以帮助我们拥有好心情，排解不良的情绪。希望大家多多拥有好心情，也有一个健康的胃！

（邱冬妮）

39. 睡眠障碍对胃有什么影响

睡眠障碍对消化系统的影响机制复杂,主要通过刺激植物神经影响机体激素水平,从而影响消化器官功能。

现代医学研究结果认为,各种不良情绪以及睡眠障碍导致大脑皮层功能失调,迷走神经兴奋,引起壁细胞大量分泌胃酸,同时导致肾上腺皮质激素增多,促使胃酸与胃蛋白酶分泌增多、胃部血流量减少、黏液分泌减少,胃的自我修复能力下降,最终导致溃疡甚至肿瘤的发生。

睡眠障碍还可以影响内分泌系统,导致胃泌素、生长抑素分泌增多,胃动素分泌减少,不仅增加胃酸分泌而且抑制胃蠕动,延缓胃排空,导致胃的消化功能受到影响,胃黏膜损伤加重,同时也增加了胃食管反流病的发生率,包括反流性食管炎、胆汁反流性胃炎等。

因此,保持正常、充足的睡眠对预防和治疗各种胃病均大有裨益。

经常熬夜或睡眠不足的人,其胃病发病率是一般人的 3～4 倍,与胃里缺乏三叶因子家族(TFF)蛋白密切相关。胃黏膜除能分泌胃酸、胃蛋白酶消化食物以外,还能分泌一种有自我保护作用的 TFF 蛋白,能在胃的黏膜上形成一种黏液层,保护胃黏膜不受粗糙食物的损伤。TFF 蛋白夜间分泌较多,夜间熟睡时分泌的 TFF 蛋白相当于白天分泌的 20～30 倍。爱熬夜或睡眠不足的人,胃不能分泌足够的 TFF 蛋白,影响胃的修复和保护能力,故容易发生胃炎、消化不良、胃溃疡、胃癌等疾病。

睡眠障碍可以导致胃肠功能紊乱。所谓胃肠功能紊乱指的是消化系统并无器质性病变,其发病机制并不清楚,可能与肠胃道蠕动、肠胃道对痛觉过度敏感及个人精神官能症等因素有关,症状主要有腹痛、腹胀、便秘及腹泻等。

此外,睡眠姿势与胃病也有关系。反流性食管炎患者,左侧卧位时,胃内容物储存在胃底胃体,这样能减少胃食管反流。左侧卧位还能促进大肠内的排泄物进入到左半结肠,促进排便,减少腹胀。胃动力不足或者消化不良的患者采用右侧卧位可以促进胃排空。

总之,保持每天充足的睡眠,良好的饮食与排便习惯,对胃乃至整个消化系统均有很大的帮助,预防各种胃病的发生。正如《黄帝内经》所说:饮食有节,起居有常,不妄作劳。

(罗忠光)

40. 为什么短期迅速增肥未必是好事

瘦弱者有必要适度增肥。然而，增肥不是简单的发胖，增肥的真正概念是增加肌肉和体重。

可以肯定，大家想增加的不是脂肪或肥肉，而是要给人"健壮"的感觉。多吃、多睡、少运动的生活方式很容易快速增肥，但这种做法是不正确的。很多瘦弱者为了增肥，急于一时，暴饮暴食。但一般瘦弱的人肠胃功能也不好，暴饮暴食会增加胃肠的负担，导致消化不良。

有些人在增肥的时候为了能快点长胖，吃很多油脂含量高的食物，这样不仅不会增重，反而可能增加慢性疾病的潜在危险。快速增肥可以让机体迅速进入脂肪储备状态，机体脂肪达到一定程度后对人体会产生很多不良影响，尤其是对心血管疾病的影响。快速增肥可使心脏射血通过外周循环阻力增大，导致血压升高，从而促进左心室肥厚，严重时会出现左心衰竭。

由于大量摄入高脂肪、高胆固醇、高糖饮食，热量过剩，导致肝细胞内脂肪堆积过多形成脂肪肝，严重者可导致脂肪性肝炎。快速肥胖还会引起糖耐量异常和 2 型糖尿病、痛风、睡眠呼吸暂停综合征、闭经和性腺功能异常等疾病。

短时间内进食过多导致的腹型肥胖（所谓将军肚），不仅影响美观，还增加了身体的负担，对身体下肢各关节造成很大的压力，从而导致关节退行性改变。

所以要想增肥，应当做到科学增肥，健康增肥。人体每日所需能量来源中，碳水化合物占 50％～60％，蛋白质占 20％左右，其余来源于脂肪。这样的合理比例膳食，才能健康增"重"——感觉结实，而不是增"肥"——感觉虚胖。

（何承志　杨长青）

41. 保"胃"为什么需要补硒

医药专家研发出了各种胃药和保健品，以防治疾病的发生和发展。其中，微量元素硒在防治胃部疾病中的作用不容忽视。

硒是人体必需的微量元素，是多种酶的构成成分，在人体中起到抵御疾病、延缓衰老、增强机体免疫功能，从而达到平衡机体内环境的作用。

硒具有广泛的生物学功能。硒是谷胱甘肽过氧化物酶的重要组成部分，可分解过多的过氧化物，保护细胞。

硒具有强大的抗氧化功能及免疫调节功能，人体内硒水平的降低会造成免疫功能缺失及抗氧化能力下降，造成胃黏膜缺血性损伤，氧自由基增多，导致胃炎、胃溃疡等消化系统病变。研究显示，人体内硒含量越低，发生胃部疾病可能性越大。临床证实，浅表性胃炎患者体内含硒量往往比健康人低，而血液中含硒量低的萎缩性胃炎患者癌变的可能性大大增加。

多数胃癌患者处于硒缺乏状态。医学专家对美国、加拿大等国的 10 多个大城市癌死亡率与微量元素关系的研究发现，谷物中含硒量与消化道肿瘤、乳腺癌、恶性淋巴瘤的死亡率呈负相关。我国 8 省 24 个地区的调查也表明，居民血硒水平与胃癌的死亡率呈明显负相关，即硒水平越低，胃癌死亡率越高。日本学者指出，胃癌患者血清硒水平与健康人群相比有明显的差异。

补硒能增强机体抗氧化功能，预防癌变。补硒能迅速提高人体含硒酶活性，增强机体抗氧化功能，有效清除人体代谢过程中所产生的自由基，阻止胃黏膜坏死，促进黏膜修复和溃疡愈合，预防癌变。

动物实验已证实硒可延缓慢性胃炎发展成萎缩性胃炎的进程。对于大量饮酒的人群，补硒治疗有预防胃炎发生的实用价值。天然食物中的硒一般仅能满足人体正常新陈代谢需要，保证人们不得缺硒病。而对健康人预防癌症，患者战胜癌症，则必须依赖额外的强化补硒。但硒过量也会产生毒性作用，目前对于给硒的最佳剂量和药效学尚有待于临床进一步研究。

（李　蕾）

42. 运动能改善消化不良吗

功能性消化不良又称消化不良，是指具有上腹痛、上腹胀、早饱、嗳气、食欲不振、恶心、呕吐等不适症状，经检查排除引起上述症状的器质性疾病的一组临床综合征。症状可持续或反复发作，病程超过 1 个月或在过去的 12 个月中累计超过 12 周。

有研究通过对消化不良患者性别、年龄、受教育程度、饮酒、吸烟、经常运动、挑食、睡眠质量、幽门螺杆菌感染、焦虑抑郁这 10 项因素的比较，发现幽门螺杆菌感染、睡眠质量不好、年龄≥40 岁、伴有焦虑抑郁、缺乏运动这 5 项为功能性消化不良的危险因素。所以经常运动有助于降低消化不良的危险因素，减少消化不良的发病。

消化道的运动和消化腺的分泌主要是受运动中枢神经和体液的调节来实现。肌肉运动时，在这些调节作用下，消化系统的机能也产生一系列生理变化。因而经常从事体育运动，对消化器官的功能也有良好的改善作用。它可使胃、肠的蠕动力增强，消化液分泌加多，促进消化和吸收能力的提高，有助于预防和治疗消化不良。

而且，体育锻炼对预防消化道肿瘤、胆石症、胃肠道出血、炎症性肠病、憩室病、便秘等发生也具有潜在益处。体育锻炼还可以提高食欲，保持良好的心态，有益于疾病治疗。故无论对于健康人还是消化系统疾病患者来说，选择适当、适度的体育锻炼都是十分必要的。

通常运动和进食还要遵循以下原则：运动前后进食的时间应合理安排；空腹时不宜做激烈运动；饭前、饭后不宜做剧烈运动；一般性运动应在半小时后进食，剧烈运动应在一小时后进食。

（邱志兵）

肝｜胆｜疾｜病

43. 肝血管瘤是肿瘤吗

肝血管瘤是很常见的疾病,随着超声、CT 等影像检查的普及和大家对体检的重视,发现率可达 10% 左右,任何年龄段都可以发生,女性往往比男性更多见,男女比例大约为 1：5。肝血管瘤的病名中尽管带着"瘤"字,医学专业书中也常常认为是良性肿瘤,但与真正的肿瘤仍有差别,实际并不是真正的肿瘤,它是肝内一种血管畸形,大多是先天性血管发育异常引起的,后天的肝内毛细血管感染或女性激素也可能是它发生或促进生长的原因。

肝血管瘤有几种类型,其中最多见的是海绵状血管瘤,形似吸满了血液的海绵。它可长在肝脏各个部位,但多好发在肝脏右叶;大多数人只有一个,也有 10% 左右的人会有多个;它们大小不等,小的直径小于 5 厘米,巨大的可以超过 10 厘米。但不论血管瘤有多大,可以安心的是它们都不会癌变,这一点是明确的,到目前为止,国内外都没有肝血管瘤癌变的证据。

肝血管瘤常常无明显不适症状,所以大多数人是在体检或看其他疾病的时候被偶尔发现的。医生往往通过超声、CT 或磁共振(MRI)的检查来诊断肝血管瘤,其中超声检查因为简便、安全、价格低廉,且对肝血管瘤的检出率和准确性也比较高,常常作为首选的方法;CT 和 MRI 常在为了进一步证实超声诊断或在超声检查不能确诊的时候医生才会选择做。

特｜别｜提｜醒

肝血管瘤初次诊断时,应注意与其他肝占位性疾病尤其是肝癌进行鉴别。

（陈岳祥）

—— 专家简介 ——

陈岳祥

陈岳祥,海军军医大学附属长征医院主任医师、教授,任中国医师协会胰腺病医师分会委员、上海市医学会消化系病专科分会委员兼肝胆学组组长、上海市医学会消化内镜专科分会委员等职。擅长慢性肝病、消化系肿瘤、不明原因腹水及消化道内镜的微创诊治。

44. 肝血管瘤需要手术切除吗

患了肝血管瘤该怎么办呢？需要治疗吗？因大多数肝血管瘤生长缓慢、对身体无碍，不必过于紧张和担心，一般也不需要马上治疗，但必须进行定期随访检查。多采用超声检查来随访，每3个月至半年复查一次，如果瘤体不长大或者增长缓慢，可以延长检查的间隔时间。对于大的血管瘤，平时应注意避免外力撞击，以防撞击引起破裂出血。

外科手术切除是治疗肝血管瘤的最主要手段，是否需要手术，主要看瘤体大小、生长快慢、发生破裂出血的风险以及有没有压迫症状等决定。小的血管瘤（直径小于5厘米）一般不需要手术切除，直径5厘米以上的大的血管瘤可以考虑手术，尤其对出现了明确的压迫症状、瘤体生长快或判断有较大破裂出血风险者应行手术切除。当然，对瘤体虽大，但无任何不适、破裂风险又低者也可以密切随访，不必急于手术切除。

（陈岳祥）

45. 肝病一定会出现眼黄、尿黄吗

在门诊经常会有患者问：别人说我皮肤黄、眼睛黄，我自己还发现小便也变黄了，我的肝是不是出问题了？由此可见，在很多人的观念里，眼黄、尿黄往往提示得了肝病。这个观点正确吗？肝病一定会出现眼黄、尿黄吗？

要回答这些问题，我们先要说说什么是黄疸。黄疸是高胆红素血症的临床表现。正常人的血清总胆红素为5～17微摩/升，只要化验检查发现血清内总胆红素浓度超过17微摩/升这个界值，就是黄疸。通俗一点说，黄疸就是血清胆红素升高而引起的眼睛黄、皮肤黄、尿色发黄等表现。但是，人眼的分辨能力有限，肉眼并不能发现所有的黄疸。当血清总胆红素在17.1～34.2微摩/升时，黄疸常难以被肉眼发现，称为隐性黄疸或亚临床黄疸；当血清总胆红素浓度超过34.2微摩/升时，黄疸肉眼可见，称为显性黄疸。

常见的肝损伤原因，如病毒性肝炎、药物、酒精、自身免疫性疾病、中毒、缺氧、淤血、遗传代谢性肝病等都可以引起黄疸。但由于胆红素代谢的过程非常复

杂,肝脏只是其中的一个环节,所以尽管肝病可以引起黄疸,但并非所有的黄疸都是由肝病引起的。胆红素生成过多、肝细胞对胆红素摄取或结合障碍、胆红素分泌障碍等都可以引起黄疸。比如说,溶血可以引起黄疸;胆总管结石或者胆管、胰腺、十二指肠乳头附近的肿瘤阻塞了胆管,影响了胆汁的排出也可以引起黄疸。

同样,由于引起肝损伤导致肝病的原因众多,肝脏损伤的严重程度也不尽相同,肝病患者的临床表现也呈多样化,所以并不是所有的肝病都有黄疸,出现眼黄、尿黄。早期肝病患者由于肝脏有一定代偿功能,可以没有任何临床表现,随着疾病的进展,患者可以出现纳差、厌食、恶心、呕吐、腹胀、腹泻等表现。丙氨酸转氨酶和天冬氨酸转氨酶(我们平时说的转氨酶就是指这两个酶)是反映肝脏损害的敏感指标,很多肝病患者进行肝功能的化验检查时都发现有这两个酶的异常。胆红素不是评价肝功能异常的敏感指标,但在严重肝脏疾病时,胆红素水平进行性升高提示病情加重或预后不良。

(施　斌)

—— 专家简介 ——

施　斌

施斌,海军军医大学附属长征医院消化内科副主任,副教授。任中华医学会消化病学分会食管病协作组委员、中国医师协会肛肠科医师分会微创和内镜专业委员会委员等职。擅长消化内镜微创诊治,炎症性肠病、胃肠动力、慢性肝病及胆胰疾病的内科治疗。

46. 脂肪肝可以治愈吗

近年来,脂肪性肝病(脂肪肝)的患病率不断攀升,已取代病毒性肝病成为我国乃至全球的第一大肝脏疾病。脂肪肝是各种原因引起的肝脏脂肪蓄积过多的一种病理状态,将肝组织病理切片染色,若在光学显微镜下出现5%以上的肝细胞脂肪变,就可诊断为脂肪肝。

一般而言,脂肪肝属可逆性疾病,早期诊断并及时治疗常可恢复正常使其逆转。反之,部分患者可发展为脂肪性肝炎,甚至肝硬化及其他并发症。

脂肪肝的一般治疗措施首先要找出病因。如长期大量饮酒者应戒酒,减少饮酒量或完全戒酒是预防酒精性肝病的唯一有效方法,戒酒对酒精性脂肪肝绝对有效,肝内脂肪沉积一般在戒酒数周或数月内完全消退。营养过剩、肥胖者应严格控制饮食,使体重恢复正常。有脂肪肝的糖尿病患者应积极有效地控制血糖。营养不良性脂肪肝患者应适当增加营养,特别是蛋白质和维生素的摄入。总之,去除病因才有利于治愈脂肪肝。

应调整饮食结构,提倡高蛋白质、高维生素、低糖、低脂肪饮食。治疗肥胖性脂肪肝的关键在于有效控制体重和腰围。

应适当增加运动促进体内脂肪消耗。行走、跑步、仰卧起坐或健身器械锻炼都是很有益的。

药物治疗方面,目前为止尚无防治脂肪肝的特效药物,常选用保护肝细胞、去脂药物及抗氧化剂等,如 B 族维生素、维生素 C、维生素 E、卵磷脂、熊去氧胆酸、水飞蓟素、还原型谷胱甘肽、牛磺酸、肉毒碱乳清酸盐及某些降脂药物等。

需要指出的是,对于轻中度脂肪肝,即使已发展到了脂肪性肝炎和肝纤维化阶段,若能去除病因、控制原发疾病,肝组织学改变仍可好转,甚至完全恢复。

单纯性脂肪肝若能及时去除病因和综合治疗,肝内脂肪沉积可在数月内完全消退。脂肪性肝炎伴或不伴肝纤维化,也是完全可逆性病变。脂肪性肝硬化是相对不可逆的病变,但通过积极治疗,可以延缓疾病进展并减少并发症的发生。即使到了严重的脂肪性肝炎、晚期肝硬化或肝癌阶段,积极的治疗也可为等待肝移植赢得时间,且可以预防肝移植术后脂肪肝复发。

肥胖不仅可诱发脂肪肝,还可伴发糖尿病、心脑血管疾病。若存在超重、内脏型肥胖,以及近期内体重明显增加者(>3 千克),应先进行减肥治疗。对于因超重和肥胖导致的单纯性脂肪肝,减肥可能是唯一有效的治疗选择。肥胖性脂肪肝患者若在半年内基础体重下降 10%,肝内脂肪沉积可完全消退,肿大的肝脏可回缩,肝功能亦可恢复正常。

从以上分析来看,脂肪肝是可逆的,许多可以治愈。需要强调的是脂肪肝的治疗是一项长期的综合性工程,无论是酒精性肝病还是非酒精性脂肪性肝病都属于"慢病",都需要较长的疗程。短期治疗即使有效,也易复发。牢记"管住嘴,迈开腿",并持之以恒,需要较强的决心与恒心。

(蔡洪培)

—— 专家简介 ——

蔡洪培

蔡洪培,医学博士,海军军医大学附属长征医院消化内科主任医师。海军军医大学优秀青年人才、优秀教师。擅长消化肿瘤、慢性胃肠病、消化内镜诊治，主编《消化系统肿瘤新进展》。

47. 不喝酒为什么也会得脂肪肝

从病因来分，脂肪肝目前分酒精性和非酒精性两大类，前者与酒精有关，后者为除酒精以外的引起脂肪肝的各种病因。目前所知的脂肪肝详细病因有以下几大方面。

（1）酒精性脂肪肝：75％～95％长期嗜酒者有脂肪浸润。每天饮酒超过80～160 克则酒精性脂肪肝的发生率增长 5～25 倍。尽管少量饮酒并不增加脂肪肝的发病，但过量饮酒肯定会导致脂肪肝。

（2）肥胖性脂肪肝：肝内脂肪堆积是全身脂肪堆积的一部分，肝内脂肪堆积程度与体重成正比。30％～50％的肥胖症合并脂肪肝。体重得到控制后，其脂肪浸润亦减少或消失。

（3）快速减肥性脂肪肝：各种原因引起的体重快速减轻可造成脂肪分解短期内大量增加，消耗肝内谷胱甘肽（GSH），使肝内丙二醛和脂质过氧化物大量增加，肝细胞损伤，导致脂肪肝。

（4）营养不良性脂肪肝：摄食不足或消化障碍造成营养不良，不能合成载脂蛋白，以致甘油三酯积存肝内，形成脂肪肝。

（5）糖尿病脂肪肝：2 型糖尿病的患病率呈明显增长趋势，患者中约 50％可发生脂肪肝，多存在肥胖与胰岛素抵抗，其血浆胰岛素水平与血浆脂肪酸增高，脂肪肝既与肥胖程度有关，又与进食脂肪或糖过多有关。

（6）药物性脂肪肝：某些化学药物或毒物通过干扰脂蛋白的代谢而致脂肪肝，如四环素、肾上腺皮质激素、嘌呤霉素、吐根碱以及砷、铅汞等。

（7）妊娠急性脂肪肝：多在妊娠 34～40 周时发病，病情严重，预后不佳，母婴死亡率分别达 80％与 70％。

从上述病因分析可以看出，引起脂肪肝原因多种多样，酒精是众多病因之一，并非必需因素，不难理解"不喝酒为什么也会得脂肪肝"。而且，与过量饮酒相比，脂肪肝与肥胖的关系更为密切，高达 80％～90％的脂肪肝患者并不饮酒。脂肪肝的发生与多吃、少动、喝酒有密切联系。高血压、高血脂、高血糖、肥胖、腰围超标等，都是脂肪肝的危险因素。

另外，有些体瘦且不喝酒的人也可能有脂肪肝，虽然外形瘦，但其看不见的肝脏，却因为沉积了较多的脂肪而变成"肥肝"，可能与东方人的"节俭基因"有关。

（蔡洪培）

48. 患了脂肪肝，饮食需要注意什么

不管什么原因、什么程度的脂肪肝，其治疗包括以下四方面：病因治疗、饮食治疗、运动治疗和药物治疗。

饮食治疗是绝大多数脂肪肝患者的最基本治疗方法，也是预防和控制脂肪肝病情进展的重要措施。众所周知，能量来源于食物中的蛋白质、脂肪和糖类，过高的能量摄入可使人的体重增加、脂肪合成增多，从而加速肝脏细胞脂肪变性。因此，应该制定并坚持合理的饮食制度。

提倡高蛋白质、高维生素、低糖、低脂肪饮食。不吃或少吃动物性脂肪、甜食（包括含糖饮料），多吃青菜、水果和富含纤维素的食物，以及高蛋白质的瘦肉、河鱼、豆制品等，不吃零食，睡前不加餐。

需要提醒的是，烹饪用油应以橄榄油、茶油为主（单不饱和脂肪酸含量高），尽量少吃饱和脂肪酸含量高的猪油、牛油、黄油、奶油等。同时应限制胆固醇的摄入量，不吃动物内脏、蛋黄、鸡皮、肥肉及鱼子、蟹黄等。少吃高糖糕点、冰淇淋、干枣和糖果等。

瘦肉、鱼类、蛋清及新鲜蔬菜等富含亲脂性物质的膳食，有助于促进肝内脂肪消退；高纤维类的食物，有助于增加饱腹感且不产生热量，有助于降血糖、降血脂、保持大便通畅，这对于因营养过剩引起的脂肪肝尤其重要。

坚决戒酒，尽量减少精米、精面，多搭配一些杂粮（如玉米、南瓜）；实行有规律的一日三餐，同时应该尽量避免过量的摄食与零食、夜食以及高能量食物；应该选择健康的蒸、煮、烩、炖、熬、焖等烹饪方式，忌油炸、煎炒等方法；把每天摄入的总能量控制在正常范围，适当增加饮水量。

此外，脂肪肝患者还应增加维生素和矿物质的摄入量。富含 B 族维生素的食物有粗粮、干豆、蛋类、绿叶蔬菜；富含维生素 C 的食物有新鲜蔬菜、水果。

（蔡洪培）

49. 肝囊肿需要治疗吗

肝囊肿通常指先天性肝囊肿，包括单纯性肝囊肿、多囊肝、先天性肝内胆管

扩张症和胆总管囊肿等，临床上常见的肝囊肿多为单纯性肝囊肿和多囊肝。随着健康体检和超声检查的广泛开展，肝囊肿的检出较前增加。

肝囊肿的病因不明，可能有家族性和遗传性因素，多认为是胚胎期胆管发育异常、胆管阻塞至管腔内容物潴留所致。多囊肝的肝囊肿数目较多，且多累及全肝，常合并其他脏器的囊肿，主要为肾脏。单纯性肝囊肿多为肝单发囊肿，也可多发，但一般不超过 4 个，可呈单房或多房。肝囊肿大小不一，小者几毫米，大者数厘米，但超过 10 厘米者少见。因不与胆管相通，不含胆汁，囊液多为无色透明，囊液浑浊常提示感染或出血。

单纯性肝囊肿大多数生长缓慢，多数患者长期甚至终身无任何症状，仅在体检时发现。随着年龄增加，部分肝囊肿可逐渐增大，压迫邻近器官可致上腹不适、胃肠胀气、恶心或呕吐。囊肿破裂或囊内出血、感染可致疼痛加剧。临床上对于囊肿小于 5 厘米、无症状、肝功能正常者，不必治疗，仅需定期 B 超检查。囊肿过大，产生压迫症状者，可在超声引导下行囊肿穿刺抽液，注入无水酒精硬化治疗。部分效果不佳者可行手术治疗，包括囊肿开窗术、囊肿切除术、囊肿内引流或部分肝切除术。囊肿合并感染者，常可在使用足量抗生素前提下行穿刺引流。多囊肝治疗可参照单纯性肝囊肿处理，但总体效果较差。肝囊肿恶变罕见，一般预后良好。

（陈伟忠）

── 专家简介 ──

陈伟忠

陈伟忠，海军军医大学附属长征医院消化内科主任医师。擅长慢性胃炎、消化不良、慢性肝病、肝硬化的综合治疗，对疑难肝病及腹水诊治具有丰富经验。

50. 转氨酶升高会传染给其他人吗

转氨酶是肝功能的主要指标，包括血清丙氨酸转氨酶（ALT，原称谷丙转氨酶 GPT）和天冬氨酸转氨酶（AST）。丙氨酸转氨酶存在于很多组织细胞内，但在肝细胞内最多；天冬氨酸转氨酶主要存在于心肌，其次为肝脏。我们平时说的转氨酶就是指这两个酶，它们都是反映肝脏损害的敏感指标，丙氨酸转氨酶反映肝损害的灵敏度更高，而天冬氨酸转氨酶较能说明肝脏组织的破坏程度。

转氨酶升高是个很常见的情况，并不一定是肝脏出了问题。因为转氨酶非常敏感，很多因素会引起转氨酶上下波动，一天之内不同时间转氨酶测量结果都可能不一样。健康人剧烈运动和过于劳累都会导致转氨酶升高，检查前吃过油腻的食物或酗酒同样会导致转氨酶升高，转氨酶升高还应排除实验误差的可能。

但临床上转氨酶升高更多还是见于多种肝脏疾病，急、慢性病毒性肝炎是引起转氨酶升高常见的原因，包括甲、乙、丙、丁、戊等类型的肝炎。脂肪肝也是临床上常见的导致转氨酶升高的原因，其中包括长期饮酒导致的脂肪肝。日常服用多种药物导致的肝脏损害也会引起转氨酶升高，比如解热镇痛药、抗生素、避孕药，某些中药及保健品。其他肝脏疾病如肝脓肿、自身免疫性肝病、肝硬化、肝癌等均可引起转氨酶升高。胆道疾病如胆囊炎、胆石症、胆管肿瘤、壶腹部周围癌症、急慢性胰腺炎如果造成胆管梗阻、黄疸，也可使转氨酶升高。除肝脏外，其他脏器疾病如心衰、急性败血症也可见血中转氨酶升高。

由于导致转氨酶升高的原因很多，所以不能盲目认为转氨酶升高就一定具有传染性，必须认真检查，明确病因。如果是病毒性肝炎引起的转氨酶升高，如急性甲肝、戊肝就具有接触传染的可能；乙肝、丙肝有血液接触传染的可能。如果转氨酶升高是由于脂肪肝、药物、胆道疾病、胰腺疾病等引起的，一般是不具有传染性的。

（陈伟忠）

51. 什么是乙肝"大三阳"和"小三阳"

乙肝"大三阳""小三阳"是乙肝病毒检查中常见的结果。乙肝病毒（HBV）是一种 DNA 病毒，临床上针对乙肝病毒的检测项目包括乙肝病毒表面抗原（HBsAg）、乙肝病毒表面抗体（HBsAb）、乙肝病毒 e 抗原（HBeAg）、乙肝病毒 e 抗体（HBeAb）、乙肝病毒核心抗体（HBcAb）以及乙肝病毒 DNA（HBV－DNA）。俗称的乙肝"两对半"第一对就是指的表面抗原和表面抗体，第二对就是 e 抗原和 e 抗体，"半"指的核心抗体。乙肝两对半主要是反映身体内是否感染乙肝病毒，配合 HBV－DNA 的检测，才能了解病毒复制的情况。

HBsAg 是乙肝病毒的"外衣"，本身不具有传染性，但它的出现常伴随乙肝病毒的存在，所以它是已感染乙肝病毒的标志，在感染乙肝病毒 2～6 个月后就可在血清中被检测到。它的出现表明患者是急性乙肝、慢性乙肝患者或病原携带者，其中急性乙肝患者大部分可在病程早期转阴，慢性乙肝患者或病毒携带者可持续阳性。

HBsAb 是保护性抗体，它的阳性表明患者既往感染过乙肝病毒或者接种过乙肝疫苗，产生了保护性抗体，血清中其滴度越高，保护力越强。

HBeAg 在急性或慢性乙肝患者的体内可查出，它的阳性说明乙肝病毒在患者体内复制活跃，传染性强。

HBeAb 的阳性表明病毒复制降低，患者的传染性降低。

HBcAb 的高滴度阳性，表明乙肝病毒正在复制，有传染性。低滴度的核心抗体表明患者既往感染过乙肝病毒，可持续存在数年。

临床上常看到的"大三阳"是指乙肝两对半中的 HBsAg、HBeAg、HBcAb 阳性，其余两项阴性，说明急性或慢性乙肝，传染性较强。"小三阳"是指乙肝两对半中的 HBsAg、HBeAb、HBcAb 阳性，其余两项阴性，俗称"小三阳"，说明是急性 HBV 感染趋向恢复或慢性 HBV 携带者，传染性较弱。配合 HBV－DNA 和肝功能检测，可以进一步了解有无病毒复制，制定合理的治疗方案。

（陈伟忠）

52. 肝硬化是什么病

肝硬化，顾名思义，肝脏变硬了。那肝脏怎么变硬了呢？大家都知道，皮肤划伤后修复会长瘢痕，溃疡愈合也会长瘢痕；同样的，大量肝细胞变性坏死后肝脏也会产生瘢痕，瘢痕的主要成分就是纤维组织。慢性持续性的肝损害，比如，持续的乙肝或者丙肝病毒感染或者长期大量饮酒等因素作用下，肝细胞的损伤会一直存在，肝脏的瘢痕也越长越多，肝脏也就越来越硬。这些纤维组织弥漫性的增生，可以包绕肝组织，形成再生结节，也就是假小叶，破坏正常肝小叶结构和血管解剖，这就形成了肝硬化。早期的时候，肝细胞损伤后会发生肿胀，肝脏的再生也会加强，纤维组织量还不多，肝脏就会增大；而进一步发展后，残存的肝细胞越来越少，纤维组织越长越多，这些瘢痕组织不断收缩，肝脏就越来越硬，也越来越小。

由于肝硬化是肝细胞破坏和纤维组织增生的结果，最终会导致肝脏血管结构的改建，所以会出现肝功能损伤和门静脉高压两大类临床表现。肝功能损伤主要表现在肝功能检查上，比如出现黄疸、白蛋白下降，也可以出现皮肤色素沉着、肤色晦暗、肝掌、蜘蛛痣，有些患者表现为消化不良，还有些患者因为肝脏合成凝血因子的能力下降，会出现凝血功能异常，表现为牙龈出血、鼻出血或者皮肤容易出现瘀点、瘀斑。门静脉高压则可能出现腹水、脾脏大、脾功能亢进、静脉曲张,严重的患者甚至会出现危及生命的大出血。肝硬化不断发展,晚期可以出现各种并发症,比如肝性脑病、自发性细菌性腹膜炎、肝肾综合征、肝肺综合征,甚至肝癌等。

特别提醒

肝硬化是慢性肝病长期进展的结果。得了肝病,千万不要因为平时没有明显不适就疏忽大意,更不能讳疾忌医不按医嘱就诊,早期诊断、规律随访检测,可以避免疾病的进一步发展。

（曾　欣）

—— 专家简介 ——

曾　欣

曾欣,海军军医大学附属长征医院消化内科副教授、副主任医师。中国医师协会消化医师分会委员、上海市医学会消化系病专科分会胰腺学组副组长、消化内镜专科分会超声内镜学组委员。长期从事肝胆胰疾病综合诊治,尤其擅长慢性肝病、肝硬化诊治及超声内镜介入诊疗。

53. 肝硬化的常见病因有哪些

肝硬化的病因非常多,常见的有病毒性肝炎、长期大量饮酒、长期使用肝损药物或毒物、非酒精性脂肪性肝炎、长期淤血或胆汁淤积、自身免疫性疾病、遗传代谢性疾病、寄生虫感染等。

在我国,病毒性肝炎是肝硬化的首要病因。据统计,我国超过 70% 的肝硬化是慢性乙肝病毒感染引起的。不过并非所有的肝炎病毒感染都会导致肝硬化。甲型和戊型病毒性肝炎一般表现为急性病程,不会发展成肝硬化。而乙型或丙型病毒性肝炎感染的患者,有相当一部分可能进展至肝硬化。乙型或丙型病毒性肝炎都是通过血液、体液以及性途径传播的。所以,加强对孕产妇和可能接触体液、血液的特殊人群的防护十分重要。

长期大量饮酒也是引起肝硬化的常见病因之一,在欧美国家,酒精甚至是比肝炎病毒感染更常见的肝硬化原因。酒精,也就是乙醇,本身对肝细胞并无损害;它在肝脏经乙醇脱氢酶代谢产生的乙醛才是肝损伤的罪魁祸首。一般而言,饮酒量越大、时间越长,对肝脏的损伤更大,而饮酒量相当时,女性比男性更容易发生肝损害。

随着饮食结构及生活习惯的改变，脂肪肝导致的肝硬化近年来也引起了重视。不过并非所有的脂肪肝都会发展成肝硬化。一般而言，单纯性脂肪肝危害较轻，进展很慢；而脂肪性肝炎患者 10 年内发生肝硬化概率则高达 25%。需要重视的是，目前普通人群的非酒精性脂肪性肝病的患病率为 10%～30%，其中 10%～20% 为非酒精性脂肪性肝炎；而糖尿病、超重和肥胖患者中，非酒精性脂肪性肝病的发生率可以高达 60%～90%，脂肪性肝炎的比例也要显著高于普通人群。所以，也不要忽视脂肪性肝病。

由于针对肝硬化的治疗手段目前还很有限，所以肝硬化重在"防"。也就是阻断肝硬化的病因，防止肝硬化发生；当病因无法阻断时，对肝硬化的高危人群进行有效的筛查，以早期发现肝硬化。因此，做好肝炎病毒疫苗的接种工作、避免饮酒和滥用药物、保持健康的饮食和生活方式，对慢性乙型、丙型病毒性肝炎患者或长期接触有毒物质、大量酗酒的人群进行定期随访，都十分必要。

（曾　欣）

54. 肝硬化一定有症状吗

一般情况下，肝硬化的临床表现包括肝功能损害和门静脉高压两方面。其中肝功能损害可以表现在全身各个器官系统。包括营养不良、消瘦乏力、肤色晦暗或呈"青铜色"、蜘蛛痣、肝掌；纳差、厌食、恶心、呕吐、腹胀、腹泻；黄疸；鼻出血、牙龈出血、皮肤瘀点和瘀斑；男性乳房发育、女性月经失调及闭经等。门静脉高压的表现主要包括脾大、脾功能亢进；腹水、肝性胸水；侧支循环开放（包括食管胃底静脉曲张、腹壁及脐周静脉曲张、痔静脉曲张及腹膜后静脉曲张）、门静脉高压性胃病等。每个患者可能只出现其中的部分症状，有些人以肝功能损害的症状明显，有些人则门静脉高压的表现更重。出现上述症状，结合相应的检查，肝硬化的诊断并不困难。

不过，需要引起重视的是，并非所有的肝硬化患者都有典型的症状和体征。肝硬化早期（代偿期）的患者，症状一般较轻，缺乏特异性，很多人只表现为劳累后轻度的乏力、食欲下降、腹胀等，休息以后可以好转。甚至有部分患者可以完全没有症状，仅仅在体检时发现。这是因为肝脏是一个代偿能力强大的器官，部分功能的损伤和缺失短期内还不足以出现显著的临床表现。就好比一家大型工厂，原本每个车间可以轮流休息，大家都保持比较好的状态；而部分车间损坏了，其他车间开足马力,加班加点也能完成原本的任务;但长期如此,势必增加损耗,加快老化的速度。肝硬化也是这样,在代偿期如果能够及早发现,去除损害原因,进展速度可能延缓;而如果这个阶段不加以重视,疾病的进展就会大大加速。

特别提醒

即便没有明显症状,对于肝硬化的高危人群来说,尤其是那些慢性病毒性肝炎、长期大量饮酒、长时间接触有毒有害物质或服用肝损药物、肥胖或既往感染血吸虫病者以及自身免疫性肝病患者,定期随访和复查都是早期发现肝硬化的必要手段。

(林　勇)

—— 专家简介 ——

林　勇

林勇,海军军医大学附属长征医院消化内科副主任、教授、主任医师,任中华医学会消化病学分会青年委员、上海市医学会肝病专科分会委员等职,曾获上海市"银蛇奖"。对慢性肝病、胆胰疾病诊治积累了丰富经验,尤其擅长肝胆疾病的内科治疗及内镜介入诊治。

55. 肝硬化能治愈吗

很多人都认为肝硬化是治不好的毛病,一旦自己或家人得了肝硬化,就觉得前景一片晦暗,有一种"天塌下来"的感觉。那么,肝硬化到底能不能治愈呢? 这恐怕是所有肝硬化患者都急于想知道的答案。

肝硬化患者的预后受很多种因素影响,如患者的营养状况、有无腹水、有无肝性脑病、血清胆红素水平和白蛋白水平以及凝血酶原时间长短,还与肝硬化的病因、患者的年龄和性别有关。就目前而言,大部分专家认为肝硬化是很难治愈的。

肝硬化的治疗往往是综合性的,主要治疗原则包括:控制病因,预防为主;避免肝脏损伤;恢复肝脏正常的功能;防治并发症。一般说来,代偿期肝硬化(早期肝硬化)常常症状较轻或无明显症状,这时患者应该注意休息,劳逸结合,注意生活方式的改善;同时应加强营养,以摄入高能量、高蛋白质、高维生素、易消化食物为宜。在这一阶段,如果能遵照医嘱,定期检查,注意饮食、生活习惯的调整，进行针对性地治疗，还是很有希望维持稳定，和正常人一样长寿的。

但如果在这一阶段没控制好，就会发展至失代偿期肝硬化(晚期肝硬化)，有以下因素者常常难以控制，预后大多较差，包括：病因为病毒性肝炎者；黄疸持续，凝血酶原时间持续延长者；低白蛋白血症(<25 克/升)者；难治性腹水者，血钠、尿钠持续低者；有各种并发症者，如肝肾综合征、肝性脑病、合并食管曲张静脉大出血、严重感染等。对于这些患者，肝移植和干细胞移植可能是最终的治疗手段。

近年来，非常让人振奋的消息是，在乙肝的抗病毒治疗研究中发现，长期持续的抗病毒治疗能逆转一部分患者的肝硬化。丙肝是可以被治愈的疾病，由丙肝病毒引起的肝硬化，经过有效的抗病毒治疗后也可以逆转，甚至恢复正常。这些进步无疑是给肝硬化患者带来了完全康复的新希望。

（施　斌）

56. 肝硬化患者如何日常保健

日常保健对肝硬化患者十分重要。它是延缓肝硬化进展，降低并发症发生及死亡率，改善预后的重要环节。肝硬化患者在日常生活中要做到建立良好的饮食生活习惯，劳逸结合，避免过度劳累、情绪波动及烟酒刺激，特别要避免过度用药，注意定期复查随访。

建立良好的生活习惯。肝病患者要保证充分的休息，避免过度劳累加重肝脏负担；注意劳逸结合，肝硬化的早期及恢复期可以适当进行舒缓性活动，比如散步、太极拳、气功等，以不劳累为度；注意保持大便通畅，静脉曲张的患者应避免用力大便、屏气及剧烈咳嗽等。

饮食规律，避免烟酒。酒精是肝硬化的重要病因，和病毒性肝炎等其他病因有协同作用，可加速肝硬化进展；而现代医学证实，香烟中的尼古丁有收缩血管作用，可造成肝脏供血减少，且有促发肝癌的危险；因此，肝硬化患者戒烟、戒酒十分必要。鉴于营养不良在肝硬化患者中十分常见，充足的营养供应十分必要；同时，很多肝硬化患者都会有厌食、腹胀等症状，故日常饮食应以清淡、易于消化的食物为主，米粥、新鲜蔬菜、奶蛋、鱼汤都是肝硬化患者饮食上佳的选择。当然，肝性脑病患者要避免高蛋白质的摄入；腹水患者要避免高盐饮食；静脉曲张的患者要注意避免坚硬、带刺的食物，以防出血。

避免情绪波动。中医认为，肝主疏泄，调畅气机，喜条达而恶抑郁。肝病患者通常急躁易怒；反过来，怒能伤肝，可能形成恶性循环。因此避免生气焦虑，怡情制怒对保养肝脏显得尤为重要。

避免过度用药，药物是双刃剑。大部分的药物都要通过肝脏代谢，过度用药势必加重肝脏负担，引起肝功能进一步损伤，导致肝硬化进展。号称"安全温和"的中药使用也应警惕，肝病患者及家属更加要注意不能听信广告宣传，不要到不正规的机构用药。须知，避免过度用药，不乱用药，本身就是最好的保肝办法之一。

建议患者在专科医生的指导下定期复查随访。一般建议每 3～6 月复查 B 超、血常规、肝肾功能、凝血功能、甲胎蛋白；每年复查 CT；必要时进行胃镜检查及相应的病因学检查。根据病情变化及时就诊，更改随访方案。

（林　勇）

57. 肝性脑病患者有哪些饮食注意事项

肝性脑病是肝硬化最严重的并发症，但它的早期表现及诱因却常常被人们忽视。轻微的肝性脑病患者由于没有明显的临床表现而被当作"正常人"，仅表现出性格和行为的异常，如近期突然表现出激动、好斗，或冷漠、自私，或在驾驶交通工具时容易发生危险事故。此时的肝性脑病若不能及时被认识、不能及时就医治疗，进一步发展则可表现出对时间、地点和身边亲人的认知功能障碍。如果病情再进一步发展，则可表现为昏睡其至完全没有知觉的昏迷，这时就有生命危险了。

肝硬化患者发生肝性脑病的常见诱因主要包括：①进食高蛋白饮食导致肠道内产氨增多；②便秘使得肠道内的氨和硫醇等有毒物质不能及时排出；③感染增加组织的分解从而导致产氨增加；④消化道出血，积血在肠道内导致产氨增多，而出血后引起的缺血和休克又降低了脑细胞对有毒物质的耐受性，进而容易发生肝性脑病；⑤碱中毒，呕吐、腹泻，或进食过少，可以引起低钾性碱中毒，而碱中毒则促使氨的形成加快，且容易进入大脑；⑥巴比妥、安定之类的镇静安眠药物，可以直接抑制肝硬化患者脑神经传导功能，从而诱发肝性脑病。

针对以上肝性脑病的诱发原因，肝硬化失代偿期患者在日常调养和进补时，应该留心注意并有所选择。第一，避免进食高蛋白饮食，不要使人体肠道内的产氨骤增。第二，特别是不要大量进食动物蛋白。除了产氨增多以外，动物蛋白的代谢产物含有较多的芳香氨基酸，而这类氨基酸在肝硬化时可以抑制脑神经传导而诱发肝昏迷。第三，肝硬化失代偿期患者，以少量食用植物蛋白为宜。第四，可进食香蕉等水果，保持大便通畅，每日 1～2 次，始终保持肠道内产氨的及时清除。第五，在食欲下降或者呕吐、腹泻时，要及时补钾，如饮用鲜黄瓜汁、苹果汁等，避免发生低钾性碱中毒而导致肝性脑病。第六，适当补充维生素和益生菌，如维生素 C、维生素 B₂、维生素 K 和嗜酸乳杆菌等，稳定机体内环境。第七，除非出血后有明显贫血，否则一般肝硬化患者避免服用含有铁制剂的营养品或矿物质，因为铁剂具有加重肝脏硬化的作用。第八，尽量避免使用镇静安眠类的药物，避免由此直接引发的肝昏迷。第九，已有食管静脉曲张者，平时食物应做得细、软、烂些，避免食用过于粗糙的食物，严禁食用坚硬带刺类的食物，如带刺的鱼肉、带骨的鸡肉以及坚果等，以防粗糙坚硬的食物刮伤曲张的食管静脉或胃底静脉导致上消化道大出血。

（杨长青）

58. 如何鉴别胆囊息肉是否为恶性

胆囊息肉样病变（简称胆囊息肉）是胆囊壁向囊腔内呈息肉样凸起的一类非结石样病变的总称。近年来随着 B 超等检查手段的普及，胆囊息肉检出率日益增高，已成为胆囊常见疾病。

得了胆囊息肉后首先要区分胆囊息肉的性质。胆囊息肉按病变数目，分为单发息肉和多发息肉；按病变部位，分为胆囊颈部息肉、体部息肉和底部息肉；目前比较广泛采用的分类为非肿瘤性和肿瘤性两大类，后者又分为良性和恶性。

非肿瘤性胆囊息肉包括胆固醇性息肉、炎症性息肉、胆囊腺肌瘤病以及腺瘤样增生性息肉。其中胆固醇性息肉为最常见的胆囊息肉，又称胆固醇结晶沉积症，迄今尚未见胆固醇性息肉癌变的报道。炎症性息肉约占胆囊息肉总数的10％，为慢性胆囊炎及胆结石直接刺激胆囊壁引起的慢性肉芽肿。炎症性息肉可癌变，但癌变率较低，若合并胆结石，癌变率明显增高。胆囊腺肌瘤病为一种获得性增生性疾病，多见于胆囊底部，典型的为圆形、无蒂、稍扁平的结节样隆起。胆囊腺肌瘤病有癌变可能，多数学者把本症列入癌前病变。腺瘤样增生性息肉也无明显癌变倾向，一般认为是非癌前病变。

肿瘤性胆囊息肉包括腺瘤性息肉、良性间叶组织肿瘤、原发性胆囊癌、胆囊肉瘤等。腺瘤性息肉是常见的胆囊良性肿瘤，多单发，直径一般为 5～10 毫米，胆结石并发率约 50％，一般认为腺瘤性息肉为癌前病变，癌变率 10％～15％，多见于直径大于 10 毫米、合并胆结石的病变。良性间叶组织肿瘤是来源于胆囊间叶组织的良性肿瘤，主要包括血管瘤、脂肪瘤、平滑肌瘤、颗粒细胞瘤等，均罕见。原发性胆囊癌则是胆道系统最常见的恶性肿瘤，恶性程度高，多与慢性胆囊炎、胆结石并存。胆囊肉瘤也是恶性的，较少见，除胆囊癌和胆囊肉瘤外，还有学者报道过恶性混合瘤、黑色素瘤、转移性癌等其他胆囊恶性肿瘤，但均极罕见。

诊断胆囊息肉主要依赖影像学检查，尤其是 B 超。胆囊形状规则，适声性好，特别适于 B 超检查，还可引入彩色多普勒超声成像（CDFI）观察息肉的血流特点，对胆囊息肉的检出率约 95％，定性诊断较可靠。B 超检查对胆囊息肉检出敏感性较高，可检出病变的最小直径为 2 毫米，又是无创检查方法，已成为诊断胆囊息肉的首选方法。

（施　健）

── 专家简介 ──

施　健

施健，海军军医大学附属长征医院消化内科副教授、副主任医师。上海市医学会食管与胃静脉曲张治疗专科分会青年委员、上海市医学会肝病专科分会肝肠学组和消化系病专科分会胃肠动力学组成员，上海市首届"晨光学者"。以慢性肝病、肠道疾病诊疗为主要方向。

59. 什么样的胆囊息肉需要手术治疗

胆囊息肉治疗的关键在于鉴别肿瘤性和非肿瘤性，一般认为肿瘤性胆囊息肉的高危因素为：单发；病变直径≥10 毫米；病变位于胆囊颈部；基底部宽或蒂粗大；合并胆结石；CFDI 显示有丰富血流；年龄大于 60 岁。

多数学者认为以下情况应积极行手术治疗：高度怀疑为肿瘤性胆囊息肉，有明显临床症状，病变短期内明显增大。

良性胆囊息肉可采用切除息肉保留胆囊的治疗方法，摘除胆囊息肉后当即行病理检查，如为良性则关闭胆囊，如为恶性则行胆囊切除术。微创保胆治疗的适应证为：病变直径＜10 毫米，胆囊形态正常、功能良好；胆囊息肉为良性或非肿瘤性；近期无胆囊炎症，不合并结石。术后胆囊息肉复发少见，胆囊功能良好。

中医认为胆囊息肉属"胆胀"之列，治疗以理气活血、清热解毒、化湿祛痰、软坚散结为法，包括文金散、金虎丹、清胆散结丸、利胆散结汤等，有一定疗效。

对于病变直径<5毫米、无临床症状的胆囊息肉，主要建议随访，一般3～6月行一次B超检查，若发现病变大小、性质明显变化，及时治疗。

（施　健）

60. 得了胆囊结石、胆囊炎，只能全素饮食吗

很多人以为，得了胆囊结石、胆囊炎就不能沾荤腥了，实际上胆囊炎、胆囊结石患者并非只能吃素，而应该限制高脂肪、高胆固醇食物。严格限制脂肪摄入量，每天脂肪摄入应该控制在40克以内。这是因为脂肪可促进胆囊收缩素的产生，增强胆囊的收缩，使胆囊炎症进一步加重。患者应该忌食肥肉、动物内脏、鱼子、蟹黄、巧克力及油炸食品等含胆固醇高的食物。香菇、木耳等食物有降低胆固醇的作用，可适当多吃。

饮食选择以复合碳水化合物为主的食物，如米饭、面类、薯类等。适当限制糖的摄入，如砂糖、葡萄糖。蛋白质每天摄入量应为50～70克，足量蛋白质有利于损伤组织的修复，尤其是优质蛋白质，如鱼虾、瘦肉、豆腐等。多吃富含维生素A的食品，如胡萝卜、番茄等水果和蔬菜。维生素A有助于胆囊内壁上皮细胞生长，有助于疾病的修复，减少结石的形成。另外，B族维生素和维生素C、维生素E等也应充分补充。要增加膳食纤维的供应量，这有利于防止便秘，减少胆结石的形成。平时要多饮水，大量饮水有利于胆汁稀释，因而每天的饮水量不应少于1 500毫升。

忌酒和辛辣食物。蒜、葱、姜、辣椒等辛辣食品，以及烟、酒、咖啡等带有刺激性的食物，都会促使胃酸分泌过多，胆囊收缩加剧，胆囊内结石容易发生颈部嵌顿，甚至可以引起胆管下端括约肌痉挛，从而能诱发剧烈的胆绞痛。

特别提醒

胆囊炎、胆囊结石患者平时应采取少食多餐的进食原则，避免暴饮暴食。少量进食可减少消化系统负担；增加进餐次数能刺激胆汁分泌，减少胆囊中胆汁淤积浓缩，保持胆道畅通，可有效避免胆囊炎的急性发作。

（施　健）

61. 胆总管结石可以不做传统开腹手术吗

　　现年 60 岁的李女士 15 年前因为胆囊结石做了胆囊切除手术。手术以后觉得蛮好，平时也没啥不舒服，退休后也没有定期体检。有一天，她像往日一样，吃完晚饭准备睡觉了，突然觉得一阵阵腹痛，疼痛难忍，伴有恶心、想吐的感觉，呕吐了几次，把晚餐都吐了。她起初以为自己可能吃坏了什么东西，而且吐过以后感觉症状也明显好转了，就躺下睡觉了。半夜，她觉得很饿，就吃了点粥，这一吃可好，肚子又痛了起来，后背也连带着痛，但是没有发烧和腹泻。因疼痛不缓解，李女士在家人的劝说下来到医院就诊。经过检查发现胆总管扩张，胆总管结石（1.1 厘米）。拿到检查结果，她很郁闷，想着又要挨一刀，很紧张、很害怕。医生告诉她，现在可以不开腹，也不做腹腔镜，而是通过嘴巴像做胃镜一样，就可以把这枚导致她腹痛的石头取出来。而且一般第二天就可以吃东西了，三到四天就可以出院回家了。这种肚子上不留疤、创伤小、痛苦少、术后恢复快的手术叫做内镜下逆行胰胆管造影术，英文缩写为 ERCP。

　　人体内的肝脏可以分泌胆汁，通过各级胆管，最后通过胆总管流入十二指肠内。整个胆道就像一棵大树，胆总管是树干，越往上分支越多越细。胆囊是存储胆汁的仓库，开口在胆总管这个树干上。一般情况下，胆总管与胰腺的胰管汇合后通过十二指肠乳头进入十二指肠。十二指肠乳头就像一个"阀门"，控制消化液只能向肠腔内流动，不能逆向流动。

　　胆管结石容易引发胆管炎、胰腺炎等，严重的胆管炎会危及生命，因此需要及时处理。随着内镜技术及器械的快速发展，以及腹腔镜技术的发展，目前传统的开腹手术逐步被腹腔镜和 ERCP 取代。对于胆囊切除术后的患者，胆总管结石可以通过 ERCP 取石。目前尚无预防胆管结石复发的好方法，那些胆囊切除术后反复发生胆总管结石的患者，一般情况允许下，可多次接受 ERCP 取石。胆囊结石合并胆总管结石的患者，也可以分别通过 ERCP 和腹腔镜手术解除病痛，不必传统开腹手术。

简单地说，ERCP 是通过一种内镜（专业术语叫"十二指肠镜"）下各种器械，经十二指肠乳头进行操作的技术，对胰管和胆管进行显影，并进行治疗。

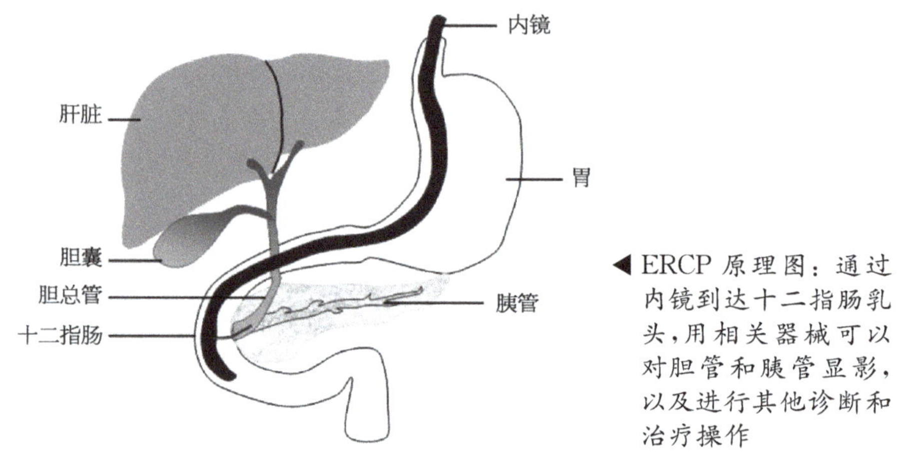

◀ ERCP 原理图：通过内镜到达十二指肠乳头，用相关器械可以对胆管和胰管显影，以及进行其他诊断和治疗操作

其实，ERCP 不仅可以治疗胆总管结石，对胆管狭窄、慢性胰腺炎、怀疑胆管肿瘤、胰腺肿瘤以及十二指肠乳头或壶腹炎症等多种疾病都有诊断和治疗价值。具体情况，还需要专业医生给予相应的评估和建议。

（邹多武）

肠│道│疾│病│

62. 经常腹痛却查不出原因，是为什么

腹痛的原因很多，且相当复杂。所涉及的疾病包括内科、外科和妇科等各个方面。很多时候临床医生需要经过多项检查才能确定腹痛的原因。大部分腹痛是良性或自限性疾病，不涉及严重疾病，可以自行缓解，但是有些因严重疾病引起的腹痛，进展飞快，异常凶险，需要提高警惕。

临床医生首先根据腹痛的部位初步判断腹痛原因，其次，病史和体格检查有助于腹痛原因的鉴别诊断，然后根据实验室和影像学检查作进一步评估。如果经过上述检查仍然找不到原因，而腹痛仍然反复发生，则可能属于慢性腹痛。

对于慢性腹痛也应该首先进行详细的检查。年轻患者如果经初步检查没有发现器质性疾病的证据，就可以对症处理。但对于 50 岁以上的患者新发生的腹痛，由于发生恶性肿瘤的风险增大，应该进行胃镜、结肠镜和其他针对性的影像学检查。

大多数慢性复发性腹痛如没有器质性疾病，则可能存在肠道功能性紊乱，最常见的是肠易激综合征(IBS)，对于女性患者，如有慢性下腹部疼痛要考虑盆腔功能紊乱。

肠易激综合征是一种可引起腹部疼痛和肠道运动紊乱的疾病，腹痛表现多样，但不会和体重下降、大便出血、贫血和夜间发作、进行性加重相伴随，因此，如果出现这些表现应该尽快到医院就诊，作出正确的诊断。

（王　虹）

—— 专家简介 ——

王　虹

王虹，上海市静安区中心医院副院长，消化内科主任，主任医师，上海市医学会消化内镜专科分会委员，上海市医学会消化系病专科分会委员、消化动力学组组长。擅长消化内科疑难危重病诊治，内镜下微创治疗，食管胃静脉曲张内镜下治疗。

63. 急性腹痛为什么不能盲目止痛

急性腹痛时患者往往焦虑万分，希望尽快缓解不适，但是，未明原因的盲目止痛可能存在隐患。造成腹痛的原因很多，可能是消化道疾病，也可能是全身疾病。腹痛的表现形式多样，可以是刺痛、刀割样痛、烧灼痛和搏动性痛等。有时，随着时间的推移，腹痛类型也可起变化，如急性阑尾炎早期，阑尾的管腔剧烈收缩，企图排除嵌顿的粪石，表现为脐周腹痛，并伴恶心、呕吐；当炎症出现后，痛觉感受阈降低，疼痛的部位转移到右下腹；最后炎症的发展波及邻近的腹膜壁层，又出现腹膜皮肤反射痛，疼痛的程度更剧烈，且伴有局部的压痛、反跳痛和腹壁肌紧张。

所以，急性腹痛是一个变化多端的复杂过程，同一疾病在不同条件下差异很大。而且，腹部的一些部位是检查的盲区，如小肠和胰腺，一般的检查方法难以明确，所以医生在诊治的时候一般都一边观察病情发展，一边做相应的检查。看病如同侦探破案，采用排除法，排除可疑的诊断，逐渐缩小怀疑的范围，最后查得造成腹痛的"真凶"。

现在药房遍地，买药方便，很多人习惯互联网上查一下，随便服用一些药，暂时缓解了症状就以为万事大吉了，但不知带来了很多安全隐患。腹痛是机体对疾病的一种防御手段，吃了止痛药虽然腹痛暂时缓解了，但却掩盖了症状和疾病的发展，可能酿成大错。对于病因还不明确的腹痛，如果盲目使用止痛药，可能会使医生看不到病情的发展和变化过程，最后导致误诊和病情加重。

（王　虹）

64. 为什么急性腹泻不能盲目止泻

从排便次数上讲，从每日排便不多于 3 次到每周排便不少 3 次，都属于正常排便次数。当粪便稀薄，每天排便次数超过 3 次，且每天大便量超过 200 克时，认为是腹泻。时间不超过 2 周的腹泻称为急性腹泻。急性腹泻通常发病较急，持续时间较短，一般在 1～3 天，最长可以持续到 14 天，严重者甚至不能够控制自己的排便。急性腹泻可以伴随有恶心、呕吐、腹痛、发热、大便隐血甚至大便带血等症状。

引起急性腹泻的原因大多是不洁饮食，食物被病毒、细菌、真菌或寄生虫感染;而细菌、病毒的感染来源通常又是被污染的食物、变质的食物或水;寄生虫的感染多与到过疫区旅游有关。

对于腹泻患者的治疗,必须尽快查清引起腹泻的根本原因,对不同的原因采用不同的办法治疗。一发现患者腹泻就盲目止泻是不正确的,甚至有生命危险。大部分的急性腹泻在不治疗的情况下也可以自行缓解,而腹泻可以说是机体的一种自身保护机制。通俗地讲,腹泻可以排出感染肠道的病原体及其产生的有毒物质,当有毒物质排出后腹泻一般就自行停止了。

发生腹泻后滥用抗菌药盲目止泻是很不妥的,因为抗菌药只对细菌感染性腹泻有效,而对于病毒感染性、中毒性、过敏性腹泻,以及消化不良、受冷、疲劳等引起的功能性腹泻没有帮助。而且,抗菌药还可能破坏肠道内的有益菌,导致菌群失调,加重腹泻。

发生腹泻后也不能过早地使用止泻剂,尤其在急性期,炎症及中毒症状较明显时,使用止泻剂会使有毒物质不能及时排出体外反而在肠道内积聚,甚至被机体吸收。

因此发生腹泻后不建议盲目止泻,尤其是急性腹泻,以免掩盖病情,影响医生诊断,加重病情。

特别提醒

溃疡性结肠炎急性期用止泻药,可诱发中毒性巨结肠及肠穿孔,而有生命危险。此外,某些止泻药如复方苯乙哌啶、可卡因等含有麻醉成分,长期服用可以成瘾。长时间腹泻而不能缓解的患者,应该去医院就诊查明原因。

（王胜兰　杨长青）

—— 专家简介 ——

王胜兰

王胜兰,医学博士,同济大学附属同济医院主任医师,硕士生导师,上海市医学会肝病专科分会青年委员会副主任委员、门静脉高压症学组及肝纤维化学组委员。擅长慢性肝病的诊治,以及内镜下消化道疾病的诊治。

65. 经常便秘是怎么回事

便秘是指大便次数减少,或排便不畅、费力、困难、粪便干结,是一种消化道的常见症状。粪便的量和次数常受食物种类及环境的影响，正常时，大便每天1～2次或2～3天排便一次。许多患者的排便少于3次/周，严重的长达2～4周才排便1次，有的每天排便可以多次，但排便困难，排便时间可以长达30分钟以上，粪便硬如羊粪，且数量极少。

便秘的原因有很多，不同的个体会有不同的原因。所以在遇到便秘问题时，一定要针对病因做对症处理。我们总结如下几个原因。

（1）饮食结构不良，低纤维饮食是罪魁祸首。随着西方饮食习惯的影响，我们的饮食也朝着便捷、高能量改变，这些食物往往以肉、蛋为主，缺乏纤维素和水分。而大肠主要是靠纤维素吸水来填充体积，如果膳食纤维长期过少，大肠蠕动就不足，排便速度减慢，从而形成便秘。

（2）摄取水分较少，肠内容物缺少水分，对肠道的刺激就小，肠蠕动速度慢，且容易造成大便干结，解便费力。

（3）焦虑烦躁等精神因素致使交感神经长期兴奋，抑制了肠道蠕动，也容易引起便秘。

（4）缺乏体育锻炼。锻炼可以保证身体的血液循环，使肠道供血充足，自然活力十足。体能较差的人，消化吸收能力较差，肠道动力不足，也是便秘的原因之一。

（5）患有器质性疾病。引起便秘的器质性疾病有很多，消化道方面的包括结肠癌、痔疮堵塞；全身性疾病如糖尿病、甲状腺功能低下、帕金森病等，均可导致便秘。

（6）各种情况造成的排便动力不足，如长期慢性消耗性疾病造成的恶病质、衰弱、营养不良、妊娠、腹水等。

（7）功能性便秘、盆底肌痉挛导致排便障碍和便秘型肠易激综合征，指缺乏器质性病因，没有结构异常或代谢障碍的慢性便秘。

特别提醒

便秘是一种症状，具体的病因需要进一步查明，千万不可掉以轻心。如果是长期便秘，或者新出现的便秘、持续时间长达三周的严重便秘，伴随有其他表现如便血（即便是如厕手纸中有血迹）、体重减轻、发热或虚弱时，需要去正规医院进行全面检查，及时查明病因、对症处理。

（王　虹）

66. 便秘患者需要改变哪些生活习惯

便秘了，首先要分析清楚自己便秘的原因。长期大便习惯良好，突然出现便秘，又没有临时改变的生活习惯和精神刺激因素的人，最好直接到医院进行检查。这类人群存在器质性病变的可能性极大。还有就是长期受到便秘困扰的患者，应及时就医，全面检查。

通过医院的排除检查，发现没有器质性疾病的患者，建议从生活习惯入手开始改善便秘的情况。

（1）进行规律的排便训练：首先，大便时要一心一意，不要玩手机、看杂志等分散注意力；第二，要规定时间进行排便，在固定的时间上厕所，排便时间最好控制在 10 分钟以内。经过这样有意识的训练，对排便会有帮助。

（2）注意改善饮食结构，多食用高纤维的食物，每天饮水 2 000 毫升以上，并规律地进行有氧运动。许多水果和蔬菜也有帮助防止和治疗便秘的作用，如柑橘、西梅和西梅汁等。

（3）精神因素是导致便秘的很重要的因素，在现代社会高度紧张的工作生活节奏下，需要定期适度放松，保持心情愉悦，从而避免便秘的烦恼。

在医生的指导下合理使用帮助排便的药物，千万避免长期滥用包括保健品在内的泻药。

坚持以上几点，相信大部分人能够解决便秘的烦恼。

（王　虹）

67. 为什么不能乱用"通便药"

随着饮食结构的改变，生活节奏的加快，便秘的患者不仅仅局限于老年人，甚至扩大到了年轻一代。许多家庭也会在自己的药箱中备上一点通便药以备不时之需。

这些通便药大多以蒽醌类药物（番泻叶、大黄等）为主，通过刺激肠道黏膜来刺激肠道蠕动、收缩来促进排便，但因其无法参与粪便的形成，也改善不了粪便干结、坚硬的性状，服用者容易出现"里急后重"的痛苦，甚至导致痔疮、脱肛等症状。长期使用含有这些化合物的通便药，还可以导致大量色素在肠黏膜中沉积，使肠表面变成黑色，称为结肠黑变病，容易造成大肠敏感性降低，蠕动减慢，加重便秘，有可能增加结肠癌的危险。长期服用刺激肠道蠕动的泻药，还会产生严重药物依赖性，药物用量越来越大，甚至损伤肠壁末梢神经和肌肉组织，由功能性病变发展为难以治疗的顽固性便秘。

泻药中的某些成分如大黄、决明子、番泻叶、芦荟、齐墩果糖等对肠道产生强烈的刺激作用，造成过度腹泻，除了排出大便外还包括水和电解质。时间长了就会导致肠道生态内环境遭到破坏，肠道内的有益菌群平衡失调，患者出现腹泻，严重者（尤其老年人）可以导致脱水症状。因此，出现便秘后不应急着用泻药，而应先从生活方式改变开始，养成良好排便习惯，增加运动，便秘严重时在医生的指导下，根据药物的特点酌情应用通便药，切忌滥用。

（王　虹）

68. 肠镜，做还是不做

在我国，特别是基层医院，大肠镜的受检率很低，主要原因是患者惧怕大肠镜检查的痛苦。实际上，无痛肠镜的普及和推广已能让患者在睡眠中完成肠镜检查，整个检查过程几乎无痛苦和不适感。

对于肠道病变的诊断，肠镜检查与其他传统检查手段相比较，有明显优势。目前诊断结直肠肿瘤最直接、最有效的途径就是肠镜。不管是传统的 X 线（钡餐、钡灌肠、气钡双重造影）、B 超检查，还是先进的 CT、MRI、PET－CT 等检查手段，对于肠道黏膜的观察均没有肠镜检查直观和准确。肠镜检查时应用放大和染色技术，进一步提高了肠道肿瘤诊断的准确率。即使其他检查手段发现肠道内可疑病变，最终还是要做肠镜来确诊。因此，在需要的情况下，医生都会希望患者进行结肠镜的检查。

一般来讲，以下情况建议行肠镜检查：大便带血，包括暗红色血液，或鲜红色血液，以及粪便隐血呈阳性；大便有黏液、脓血者；长期大便不成形；反复腹泻，或便秘，或腹泻便秘交替；反复腹痛，不能明确原因时；腹部有肿块，不能排除大肠及回肠末端病变时；其他检查提示肠道疾病，需进一步明确病变的性质和范围时；结肠癌术前确定病变范围，结肠癌、结肠息肉手术后复查及疗效随访；原因不明的低位肠梗阻；有结直肠癌家族史的患者，建议定期复查肠镜检查等。此外，60 岁以上患者建议以肠镜作为常规体检项目。

（陈聪颖　万　荣）

69. 大便隐血试验阳性是怎么回事

正常情况下 24 小时的胃肠道生理性失血量约 0.6 毫升，用高灵敏度的化学法隐血试验（可检出消化道 1 毫升以上的出血）一般也难以检出；当消化道出血量多于 0.6 毫升、少于 5 毫升时，红细胞被消化而分解破坏，肉眼或显微镜均不能证明出血，但化学或免疫学方法可检出隐血，称为隐血试验阳性。化学法特异性差，受饮食影响大。服用铁剂，食用动物血和动物肝、瘦肉以及大量富含铁的蔬菜时，也可以出现阳性。所以，采用化学法查大便隐血试验前必须要禁食这些食物 3 天，而免疫法检测大便隐血则只针对人血红蛋白，与动物血红蛋白没有交叉，不受饮食、药物等因素的干扰。

大便隐血试验对消化道出血的诊断有重要价值，其阳性的意义提示：①消化道出血，包括消化道溃疡、药物致胃黏膜损伤、胃肠道息肉、肠结核、克罗恩病、溃疡性结肠炎、钩虫病及肾病综合征出血热等；②消化道恶性肿瘤，如胃癌、大肠癌以及比较少见的小肠肿瘤、淋巴瘤等。消化道肿瘤患者中隐血试验阳性率平均为 95％，所以粪便隐血检查现常作为消化道恶性肿瘤早期诊断的一个筛选指标。

对于大便隐血试验阳性的患者，通常可以通过随访初步判断，治疗后复查转为阴性的，提示病变为良性的可能性大，如溃疡、急性胃黏膜损伤等。如果持续阳性 1 个月以上，或经治疗不转为阴性者，疑有胃癌、结肠癌存在，应进一步检查以确诊。

（李　凯　万　荣）

70. 大便隐血阳性必须要做胃肠镜吗

电子胃肠镜是一根前端装有微型摄像仪的软管，可直接将食管、胃、十二指肠、结直肠的图像传到电视屏幕上，供医生诊断分析。医师可以非常清楚地观察胃肠道内部病变，并在直视下对病变进行病理活检及治疗，是目前胃肠道疾病诊断及治疗的重要武器。但因为胃肠镜检查通常给患者带来不同程度的不适感，并且检查过程存在一定的风险，所以部分患者往往谈镜色变，心存抵触。对于大便隐血试验阳性的患者来说，究竟是否必须行胃肠镜检查呢？答案是肯定的。因为，胃肠镜检查无论对于明确疾病的诊断，还是治疗方案的制定，都有非常重要的意义，甚至直接影响患者的预后情况。

首先在疾病的诊断方面，虽然通过大便隐血的程度、特点，结合问诊及对治疗的反应可初步判断疾病的良恶性，但仍有误诊的可能，如胃肠恶性肿瘤也可表现为间断性的出血，如随访期恰逢其不出血的时间段，也可被认为对溃疡治疗有反应，从而导致误诊。其次，息肉、溃疡性结肠炎、肠结核、胃肠道恶性肿瘤均可表现为持续性的粪隐血阳性，但治疗方案却截然不同。第三，对于疾病的预后，由于大便隐血试验并不能带给医生最直接的诊断，故亦无法给予患者准确无误的治疗，特别是胃肠道恶性肿瘤，不同时期发现，治疗方案不同，预后更不同。面对着胃肠道肿瘤发病率的不断升高和年轻化的严峻形势，近年来中华医学会消化内镜学分会提出了"发现一例早期癌，挽救一个生命，拯救一个家庭"的倡议。

综上所述，对于大便隐血阳性的患者，仅通过随访及问诊并不能准确无误地诊断和治疗，特别是对于胃肠道恶性肿瘤的患者，没有及时准确的诊治，预后可能有生死之别。即使是以往有良性溃疡出血病史的患者，也不能断定新一次的出血是老病灶造成的，不能排除新发恶性疾病，或合并其他疾病的可能性。因此，"推测得来终觉浅，绝知究竟需镜检"，对于大便隐血阳性的患者，胃肠镜检查对疾病的诊断和治疗均意义非凡，势在必行。

（李　凯　万　荣）

71. 大便发黑一定是消化道出血了吗

出现黑便或柏油样便，是因为消化道出血后红细胞发生破裂，血红蛋白里的铁经肠内硫化物作用形成黑色的硫化亚铁。

大便发黑的原因有很多，一般情况下与消化道疾病所致的出血有关，具体包括以下疾病。①食管疾病：肝硬化门静脉高压引起食管或胃底静脉曲张破裂、食管炎症和食管癌、食管异物刺破血管等。②胃及十二指肠疾病：消化性溃疡、急性胃黏膜病变、急性胃炎、胃黏膜脱垂、肿瘤等。③胆胰疾病：胆结石、胆道感染等引起的出血，急性重症胰腺炎等。④下消化道疾病：肠套叠、出血性坏死性小肠炎、绞窄性肠梗阻、肠息肉、痔疮、肛裂、美克耳憩室，出血如位置高、出血量较小、对肠道刺激不大、肠道蠕动较慢、停留时间长也会出现黑便。⑤全身性疾病所致消化道出血也可引起黑便，如某些血液病（血小板减少及过敏性紫癜、血友病、白血病、再生障碍性贫血、弥漫性血管内凝血等），还有某些传染病（伤寒、流行性出血热、钩端螺旋体病）及败血症、尿毒症等。

值得注意的是，大便发黑可能与其他部位出血后、血液被吞入胃内有关：口、鼻、咽、喉、齿龈出血的吞入等都可使大便发黑；呼吸道的出血吞入胃内；新生儿吞入母亲产道血或乳头破裂的血。注意询问病史和局部检查可鉴别。

另外某些食物亦可引起大便发黑。如进食动物血、肝或大量肉类后，动物血中的铁可以在人体肠道内形成黑色的硫化铁，使大便的颜色变黑，此类黑便如进行化学法隐血试验可呈阳性，免疫法便隐血则阴性。其他情况，如大量进食杨梅果酱、桑葚果酱、墨鱼汁饭、奥利奥饼干等都有可能使大便的颜色染黑。某些药物可引起大便发黑，如口服活性炭末、补血的铁剂、治疗胃病的铋剂和某些中药，不过此类黑便的隐血试验阴性。以上情况注意询问病史可以做出鉴别。

综上所述，大便发黑不一定是消化道出血。一旦出现黑便，但没有其他伴随的不适症状时，可先排查进食的食物及口服药物，以排除相关食物或药物引起的黑便，进食几天素食或停用相关药物大便颜色会变正常。

如经上述排查仍有黑便则要引起重视，及时到医院就诊治疗。

（杨丽娟　汪佩文）

—— 专家简介 ——

汪佩文

汪佩文，上海交通大学附属第一人民医院主任医师，主攻慢性肝病的诊治，包括慢性乙肝、肝硬化、脂肪肝、自身免疫性肝病、不明原因肝病等。擅长慢性萎缩性胃炎、急性重症胰腺炎、克罗恩病、溃疡性结肠炎、慢性便秘、肠粘连等疾病的中西医结合治疗。

72. 胃肠息肉摘除术后饮食上需要注意什么

胃肠息肉是指起源于胃肠黏膜上皮细胞、突出于胃肠内的隆起性病变，临床上可大小不等，多少不一，病理上可分为炎症性息肉、增生性息肉和腺瘤性息肉。其中腺瘤性息肉可能会发生癌变，应给予内镜下息肉摘除治疗。

肠息肉患者在没有禁忌证的情况下首选内镜治疗。随着内镜技术的发展和成熟，内镜下切除息肉的治疗效果也越来越好。

胃肠息肉摘除时会在胃肠道留下创面，为了避免发生出血、穿孔等并发症，并促使胃肠道创面更好地愈合，胃肠息肉摘除术后饮食管理是很关键的，需注意如下一些问题。

　　术后禁食：一般而言，胃肠息肉摘除术后需要禁食 12～24 小时，具体禁食的时间长短要根据息肉的大小、多少及创面的具体情况决定。如息肉多、创面大，则禁食时间适当延长。患者的禁食多在住院期间，禁食时间一般由实施息肉摘除术的医生决定。

　　饮食开放：如果患者在禁食期间没有腹胀、腹痛、呕血、便血、发热等情况发生，可给予患者流质饮食，然后逐渐过渡到半流质、软食及普食。一般开放半流质饮食即可出院，出院后半流质饮食约一周，再进软食、普食。

　　饮食原则为无刺激性、少渣、细软、易消化。注意不吃生冷、坚硬、胀气及变质食物，禁酒及辛辣刺激性食物；应选用易消化的优质蛋白质食物，如鱼、蛋、豆制品及富含维生素的新鲜嫩叶菜等。进食时要细嚼慢咽，少量多餐，不要过饥过饱。

（张汝玲　胡国勇）

—— 专家简介 ——

胡国勇

　　胡国勇，上海交通大学附属第一人民医院消化科副主任医师。担任上海市医学会消化系病专科分会胰腺病学组副组长等学术任职。主要从事胰腺疾病的基础和临床研究工作，擅长基于超声内镜引导下细针穿刺活检的胰腺疾病诊治。

73. 结肠息肉会癌变吗

　　结肠息肉指的是隆起于结肠黏膜表皮、向腔内突起的赘生物。通俗地说，就是肠道上长了一些肉疙瘩。很多患者拿到结肠镜报告，非常紧张，反复咨询医生：我没有任何症状，怎么就会长息肉呢？我的结肠息肉会癌变吗？

　　结肠息肉包括肿瘤性和非肿瘤性病变。息肉一般都较小，细长弯曲，形状不规则。多数结肠息肉患者早期临床症状轻微或者没有症状，往往是常规肠镜检查时偶然发现的。

　　那么，这些结肠息肉会发生癌变吗？

　　首先，我们必须明确一个前提，并不是所有的息肉都会发生癌变。结肠息肉从性质上划分，常见的主要是炎性息肉和腺瘤性息肉，前者几乎不恶变；腺瘤属癌前病变已被公认，其分为管状腺瘤、绒毛状腺瘤和混合性腺瘤三种，绒毛状腺瘤的癌变率最高。

　　哪些是容易发生癌变的"坏息肉"呢？息肉直径＞10 毫米；绒毛状腺瘤或绒

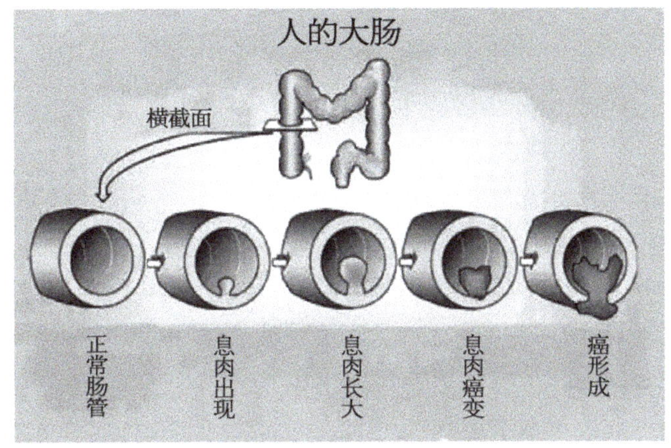

▲息肉癌变过程

毛状管状腺瘤;伴有高级别上皮内瘤变的息肉;宽基底、扁平隆起、表面不规则的息肉;家族有息肉病史。

事实上,大约有 30% 的中老年人会存在肠息肉。专家建议,40 岁以上的人群应定期做肠镜、肛门镜检查,可以早发现息肉、早切除,避免癌变。肠镜不仅可以检查出早期肠癌,还可分辨肠息肉的性质、大小,医生可以据此直接对高危肠息肉进行同步无痛切除,患者仅需休息 1 小时左右即可自行离开,大大降低患者癌变的概率。而发现早期肠癌后,其治愈率可达 90% 左右。

（冯　赟　傅承宏　徐　敏）

— 专家简介 —

徐　敏

徐敏,上海交通大学附属第一人民医院主任医师。上海市医学会消化系病专科分会炎症性肠病学组及上海市医学会消化内镜专科分会 ESD（内镜黏膜下剥离术）学组成员。擅长各种消化内镜（包括胃镜、肠镜、小肠镜、超声内镜）的操作,以及胃肠道早癌和黏膜下肿瘤的内镜黏膜下剥离术。

74. 肠息肉摘除术后多长时间应随访

结肠息肉的治疗目前可以采用圈套、内镜下黏膜剥离术、内镜下黏膜切除术等方法摘除息肉。

结肠息肉摘除术后多长时间随访，一直是患者关心的问题。我国目前尚未制定国民的结肠镜随访规范，随访策略也未达成共识。结合国外指南，目前普遍遵循以下基本原则：按照初次结肠镜检查发现的息肉数量、大小、组织学标准和切除方法，将患者危险系数分为无风险、低风险和高风险三层。

低风险组为仅有 1～2 个伴有轻度型增生的腺瘤或管状腺瘤，最大径小于 10 毫米，且在内镜操作下完整切除的患者。推荐首次随访时间为 5～10 年，但是如果肠道准备不充分，会降低结肠镜检查质量，应慎重制定随访时间。

高风险组是符合以下标准之一：高级别瘤变或绒毛状腺瘤；最大径大于 10 毫米，不伴有异型增生的锯齿状病变；多于 3 个腺瘤；最大径大于 10 毫米腺瘤，且在内镜下完整切除。如果高质量的结肠镜检查和完整切除的前提下，初次结肠镜检查后首次随访间隔时间为 3 年。

在无法完整切除，导致粉碎性切除时，首次结肠镜检测随访时间应在 3～6 个月。如果初次高质量结肠镜检查发现腺瘤多于 10 个，考虑为家族性腺瘤性息肉病的患者，随访时间为 12 个月。

既往史和家族史对结肠镜随访的影响很大。患者的一级亲属（父母、兄弟姐妹和子女）诊断为结直肠癌的年龄高于 50 岁，则其患结肠癌的风险相比其他人高 2～3 倍；一级亲属诊断为结直肠癌的年龄低于 45 岁，其患有结直肠癌的风险比正常人高 3～6 倍。因此有一级亲属结直肠癌的家族史应缩短结肠镜的随访间隔时间。

决定结肠镜检查的时间判定上，除了要以既定的指南为准则，也要根据患者自身特点制定个体化随访策略。

特 别 提 醒

高质量的初次结肠镜检查是决定结肠镜随访时间的重要因素之一，如果肠道准备不充分，达不到预期的肠道清洁效果，建议 1 年内进行结肠镜检查。

（卢战军　万　荣）

75. 经常听到肚子"咕噜咕噜叫"是怎么回事

首先要明确，肚子"咕噜咕噜叫"不一定不正常。通常听到的肠子"咕噜咕噜叫"就是医学上所说的"肠鸣音"，是肠蠕动时肠管内气体和液体随之流动所产生的一种断断续续的响声（或气过水声）。在正常情况下，肠鸣音每分钟 4～5 次，其频率、声响和音调变异较大，餐后频繁而明显，休息时稀疏而微弱。

什么样的"咕噜咕噜叫"才需要去医院看病呢？通常，肠蠕动增强时，肠鸣音次数增多且肠鸣音响亮、高亢，甚至呈叮当声或金属音，称为肠鸣音亢进，通常见于机械性肠梗阻。此类患者肠腔扩大，肠壁胀大变薄，且极度紧张，与亢进的肠鸣音可产生共鸣，因而在腹部可听到高亢的金属性音调。肠鸣音亢进时每分钟至少能听到10次。通常这些患者会合并有剧烈的阵发性腹部绞痛，严重时会合并有血压下降、少尿、意识不清等周围循环衰竭及休克的表现。因此一旦发生这样的情况，当然应该二话不说立即就诊。

正常情况下如果你经常听到自己的肚子"咕噜咕噜叫"，通常有以下几种情况。

第一，由于胃肠道的排空速度增加而引起的肠鸣音。我们经常说的一句话就是：肚子饿得都咕噜咕噜叫了。当胃中的内容物排空以后，胃就开始收缩。胃中的液体和气体在胃壁剧烈收缩的情况下，就会被挤捏揉压，东跑西窜，就像我们洗衣服的时候，衣服中如果包着一定量的空气，在水中一揉一搓，也会发出"咕咕"的声来，是同一个道理。因此这种收缩使人感到饥饿，也是应该进食的一种信号。

第二，由于胃肠道受到某种化学性刺激或者应激，引起肠蠕动加快，从而导致肠鸣音亢进，主要见于餐后、情绪波动时。这主要是由于肠道对某种食物或药物等刺激的敏感性增高、动力学反应增强，造成这部分人群的胃肠道收缩幅度大，持续时间长，从而导致肠鸣音亢进。另外，焦虑、睡眠障碍等通常也使肠蠕动增加，促进肠鸣音的亢进。

因此，经常会听到肚子"咕噜咕噜叫"并不一定就是病了。但如果自觉症状加重，或者伴随有大便习惯或大便性状的改变，甚至体重下降等，就必须及时去医院就诊。

（王俊珊　刘占举）

—— 专家简介 ——

刘占举

刘占举，同济大学附属第十人民医院消化内科主任、主任医师、教授，享受国务院特殊津贴。现担任中华医学会消化病学分会炎症性肠病学组副组长等学术职务。长期从事炎症性肠病免疫病理学研究和临床诊治。

76. 为什么一吃辣的或着凉就会拉肚子

　　拉肚子,即腹泻,根据表现可分为急性腹泻和慢性腹泻。腹泻的原因包括食物中毒、细菌感染、病毒感染、寄生虫感染,但是"吃辣、着凉"所导致的"拉肚子"并不缘于这些原因,而是由于胃肠道受到了某种生理性刺激,如进食刺激性食物或对于冷空气的生理性刺激反应增高引起。有些人甚至在进食某种特定的食物之后就会出现突如其来的便意,非要着急上厕所。引起这种情况的食物种类通常没有一定的范围,且因人而异,较常见的就是"辛辣饮食,生冷食物"等。另外,导致这种"拉肚子"的原因还包括情绪波动、精神紧张等心因性因素。

　　这种原因引起的"拉肚子"都有一个共同的特点,即排便前会伴有明显的阵发性腹痛,在排便结束后即刻消失。大便性状多不成形,但不会有稀溏或水样便。排便有紧逼感,便急,但不会有排便不尽感。大便颜色正常,可伴有尚未消化的食物残渣,但不会有黑便、便血或者黏液脓血便。往往在避免了以上种种诱因之后,"拉肚子"的症状就会有所改善,甚至完全消失。

　　当然,一旦出现"吃辣的、着凉"就拉肚子的情况,最好不要自己擅自诊断,还是去医院就诊,必要时查粪常规及隐血,做粪培养排除感染,必要时做肠镜检查。做到早发现,早诊断,早治疗。

（王俊珊　　刘占举）

77. 结肠憩室是什么

　　憩室是消化道的局部囊样膨出,绝大多数憩室是向消化道腔外膨出的,极少数向腔内膨出的称为腔内憩室。多个憩室同时存在称为憩室病,可见于全消化道,其中结肠最为多见。当有症状或并发症时称为症状性憩室病或憩室性疾病,需要治疗。

　　结肠憩室分为真性和假性两种。真性憩室是指消化道黏膜全层膨出,而假性憩室是指经由黏膜层和黏膜下层膨出。结肠憩室大多为假性,其发病与长期摄入低纤维素食物及肠腔压力持续升高有关,老年人易发。

　　仅 10% 的患者出现症状,表现为慢性间歇性左下腹腹痛,典型者表现为便秘以及腹部胀气、消化不良等症状。腹部查体时可发现左下腹轻压痛,甚至可以扪及坚硬、充满粪块的乙状结肠。结肠憩室的并发症发生率约为 5%,主要为憩室炎症和出血。

憩室炎发生在 10%～25% 的憩室病患者中，多见于左半结肠。其中以单纯的炎症为主，约占 75%。伴有脓肿、穿孔、梗阻等并发症的憩室炎症仅占 25% 左右。憩室炎时患者通常伴有憩室所在部位肠道的压痛，如果腹痛不能自行缓解并加剧，需要及时就诊。轻度的憩室炎在经过流质饮食并口服抗生素之后可痊愈，严重者需住院、禁食、静脉给予广谱抗生素治疗，多数患者在 48～72 小时后可缓解，可出院后继续口服抗生素一周。40 岁以下患者以及复发的憩室炎患者应于急性憩室炎控制后 4～6 周进行外科手术。脓肿形成者，应在 B 超或者 CT 定位引导下穿刺排脓。弥漫性腹膜炎伴或不伴穿孔、不能缓解的肠梗阻、甚至造成结肠内瘘的患者则需要急诊手术。

憩室出血是结肠憩室伴发的另一大并发症。5%～10% 憩室病患者可发生出血，是老年人消化道大出血的最常见原因之一。大量出血时患者可发生血压下降，甚至休克。多数患者的出血可自行停止，同一憩室反复出血的情况罕见。如果出血停止，应立即进行结肠镜检查，排除肠道其他器质性病变。如果出血持续存在则需要进行选择性肠系膜动脉造影。

（王俊珊　刘占举）

78. 什么是炎症性肠病

炎症性肠病从广义上讲是以肠道炎症为主要表现的不同疾病的总称，如感染性肠炎、中毒性肠炎、缺血性肠炎、自身免疫性肠炎等。而狭义的炎症性肠病是一组病因不明的慢性肠道炎症性疾病，包含了两个独立的疾病：溃疡性结肠炎和克罗恩病。这里主要介绍狭义的炎症性肠病。

溃疡性结肠炎首先累及直肠，并向近端结肠发展，临床表现主要有腹泻、腹痛、黏液血便、里急后重等。病变反复发作，呈慢性经过。结肠炎症的特点是比较表浅，弥漫性分布以及起源于直肠，可有局部或全身的并发症，其中约 1/4 的患者出现局部并发症，包括急性结肠扩张与溃疡穿孔、肛裂、肛周脓肿，另外可有结肠大量出血、结肠假性息肉形成并造成结肠狭窄和肠梗阻。全身并发症可累及皮肤、黏膜、眼及关节。

克罗恩病是累及胃肠道全层壁的炎症，可累及从口腔到肛门的任何部位，常伴有肠外表现。克罗恩病呈亚急性炎症过程，主要累及末端回肠，且年轻人多发。它的临床表现主要有腹痛、腹泻、发热、腹块、便血，常并发肠内瘘、外瘘和肠梗阻。病变慢性且起病隐匿，其好发部位为末端回肠，亦常累及结肠、肛周。肠外表现多有关节痛（炎）、口疱疹性溃疡、结节性红斑、坏疽性脓皮病，炎症性眼病、脂肪肝、胆石症、硬化性胆管炎、强直性脊椎炎、淀粉样变性等。

（王俊珊　刘占举）

79. 炎症性肠病是如何引起的

炎症性肠病的病因未明，可能与多因素有关，其发病机制与环境和免疫因素均有关。许多学者一直致力于寻找感染因素，如细菌、寄生虫、病毒等，但均未成功。目前较为肯定的是吸烟有预防罹患溃疡性结肠炎的作用，但能促进克罗恩病的发展。

免疫因素是炎症性肠病研究最活跃的领域。免疫紊乱也是炎症性肠病最基本的发病机制。虽然溃疡性结肠炎和克罗恩病都有各自特异性的自身免疫标志物，但其病理性意义上不明确，只能说明炎症性肠病存在自身免疫功能紊乱。炎症性肠病具有一定的遗传倾向。它具有家族积聚现象、第一代亲子发病率高于配偶、单卵双生的发病率高于双卵双生的特点。

炎症性肠病的诊断可以结合实验室检查、肠镜、小肠镜、小肠胶囊内镜、小肠三维 CT 或 MRI 重建等影像学检查手段，加上组织学检查结果共同判断。

（王俊珊　刘占举）

80. 为什么炎症性肠病总是反复发作

炎症性肠病常迁延不愈，反复发作，经年累月，不易根除。其病程与预后因发病过程不同而差别很大，是医学界公认的难治性疾病。患者非常痛苦，甚至恐慌与焦虑，严重影响了患者正常生活和工作。

约 80% 的溃疡性结肠炎呈周期性发作，疾病间隔的时间从数周至数年不等。10%～15% 的溃疡性结肠炎呈连续的慢性过程，余约有 5% 的患者表现为急性发作，必须行紧急外科手术治疗，极少数溃疡性结肠炎患者仅有一次发作。

溃疡性结肠炎根据其严重程度分为轻、中、重度。第一次发作的病情对疾病预后的影响很大。如果为轻度，复发时 80% 仍为轻症，预后较好；如为重度，则预后较差，5 年内病死率较高。其次，溃疡性结肠炎的病程长短与预后有关，发作前病程短者可能比病程长者病情更重，且病死率更高。溃疡性结肠炎的预后还与发病年龄有关。60 岁以上的溃疡性结肠炎患者发病较凶险，紧急手术的病死率可高达 50％。

尽管溃疡性结肠炎呈慢性周期性发作，但多数患者仍能胜任工作，在一年里只有短期不能坚持上班。多数溃疡性结肠炎患者，生活质量有一定程度下降，在疾病活动期，腹泻、腹痛、倦怠乏力等使日常生活受影响。但是，许多溃疡性结肠炎患者担心而顾虑重重，在日常生活、旅行及饮食等方面改变了原有的习惯。

克罗恩病病程长，易复发，一般不易根治，多数需要药物治疗以缓解病情。病变部位、病变严重程度以及对营养性治疗的依从性，是影响克罗恩病病程及预后的重要因素。确诊时年龄小，病程短，有肠瘘、出血、脓肿等并发症和血沉增快等都是病情严重的表现，术后较易复发；经过外科治疗的克罗恩病患者，绝大多数会复发。对那些最初病变部位在回肠的克罗恩病患者来说，复发的病变几乎恒定在回结肠的吻合口附近，初期为结肠炎或回结肠炎的克罗恩病复发常出现在吻合口的一侧或两侧。复发率受手术方式的影响，如回肠切除术后的复发率低于吻合术后的复发率。尽管还有复发的危险性，但是在掌握适应证前提下所行的外科手术，总能使克罗恩病患者得到一定的康复，绝大多数术后的克罗恩病患者的生活质量会得到一定程度的改善。

另外有研究显示，炎症性肠病患者日常的应激对患者的影响较大。其心理应激可表现为肠道运动增加、分泌增加、肠痉挛及腹痛加重。研究表明长期应激增高可导致免疫功能的改变，同时认为心理障碍可影响炎症性肠病的恢复。如果能适当处理和去除心理因素的压力，无疑能促进疾病良性转化或康复。

（王俊珊　刘占举）

81. 患炎症性肠病，饮食上应如何补充营养

炎症性肠病营养障碍的发生率很高，因而治疗上应全面纠正营养障碍。营养治疗是根据病理与患者心理、生理基本特点，用恰当方式给予恰当营养素以增强机体抵抗力，促进组织的修复。它是治疗的手段之一，与药物、手术等具有同等的重要性。炎症性肠病的患者通常有摄入减少、吸收不良、需要量增加等因素存在，同时严重的炎症、腹泻、瘘管形成等造成病理性营养丢失，这些都是炎症性肠病营养障碍的原因，可导致患者发生多方面的营养障碍，如体重减轻、生长发育迟缓、成熟期推迟、低蛋白血症、贫血、维生素和微量元素缺乏等。

炎症性肠病的膳食治疗需要遵循以下几点原则。

（1）急性发作时可给无蛋白质的要素膳食，以避免变态反应，严重者禁食、用胃肠外营养。

（2）缓解后多呈慢性，膳食治疗很重要，应供给足够的热量、优质蛋白质、无机盐与维生素，忌刺激性食物。膳食应自流质、半流质逐步过渡到软饭、普通饭。

（3）根据血液生化检查，患者多缺乏叶酸、维生素 A、维生素 B_6、维生素 B_{12}、维生素 D、维生素 K、钙、铁、蛋白质等多种营养素，在不引起变态反应的情况下，需结合具体情况逐渐给予。

（4）要查清有无食物引起的变态反应，回避该种食物可减轻症状。

炎症性肠病的营养治疗包括完全/部分肠外营养、完全/部分肠内营养。患者在不能经口摄食，如并发肠梗阻、急性期需手术、手术后胃肠道需要完全休息时，或者经口摄食不能满足需要者，均需要给予完全肠外营养。完全肠外营养是指完全不经胃肠道而经静脉输注给患者所需各种营养素的过程。它主要通过改善营养，使肠道休息，促进病变进入缓解期。完全肠外营养的组成成分有氨基酸液、葡萄糖液与乳化脂肪。配制时加入无机盐、微量元素与维生素。液体量至少每日 2 000 毫升。长期用完全肠外营养时微量元素与维生素一定要充足，以防其缺乏病。

完全肠外营养并发症较多，管理上要求严格且费用较高，而完全肠内营养并发症较少，完全肠内营养其营养要素符合生理，便于普通病房及家庭广泛应用。一旦患者的消化道功能恢复，应尽快过渡到完全肠内营养。当然，部分患者需集合经口、管饲营养与肠外营养相结合。

特别提醒

长期完全肠外营养者，胃肠道功能衰退，故从完全肠外营养过渡到肠内营养必须逐渐进行，否则势必加重肠道的负担而不利于恢复，其进行大致可分为四阶段：肠外营养与管饲结合；单纯管饲；管饲与经口摄食结合；正常膳食。

（王俊珊　刘占举）

82. 屁是肠道内部情况的"信号兵"吗

屁的多少常与饮食有关。有些人爱吃薯类、豆类和面食，由于这些食物中含有可产生大量氢和二氧化碳的膳食纤维，所以食后往往会废气大增，不断放屁，排便量也会增多。但所谓"响屁不臭，臭屁不响"，此种响屁除了失礼外，倒也并无坏处。此时应当减少淀粉类食物，增加蛋白质、蔬菜类食物，使饮食达到平衡。此外，屁的多少还与人的消化机能强弱有关。消化不良时，肠道内食物残渣多，细菌发酵快，容易产生气体而使人放屁。

放屁很臭有两种情况。一是大便稀溏，放出来的屁有很浓的屎臭味，如果大便排出，屁便中止。从此点来看，"屁是屎头"是有道理的。二是屁的臭味特别浓，如同臭鸡蛋一般臭不可闻。这是由于进食了过多的高蛋白质食物，超过了小肠的消化吸收能力。富余的蛋白质食物在大肠内被细菌分解后产生了氨气及硫化氢，所以带来这种恶臭味。解决的办法是减少蛋白的摄入量，增加蔬菜水果的摄入量，同时也可以适量补充一些消化酶。

放屁过多着实烦恼，但如果长时间不放屁，则问题更严重。如果无屁放出并伴有剧烈腹痛者，必须紧急到医院求治，排除肠梗阻的可能。一旦确诊肠梗阻，就要抢救处理，包括胃肠减压、肛门插管排气、润肠通便等，如果不奏效还要紧急外科手术处理。

放屁不仅学问甚多，而且放屁关乎健康。从屁的臭味浓淡到放屁排量的大小都能成为肠道内部情况的"信号兵"。目前已有最新研究发现，由于胃肠道肿瘤发生之初即已有肠道菌群的改变，故收集高危人群的排气，根据屁中微量成分的改变，就能早期预警胃肠道肿瘤的发生。

最后还要提醒大家，压力也会使肠内有害菌和废气增加。所以为了健康，我们要尽量保持良好宽松的心境。

（陈　坚）

── 专家简介 ──

陈　坚

陈坚，复旦大学附属华山医院消化科副主任医师。主要科研方向为胃肠道动力型疾病及早期肿瘤的基础与临床。目前担任中华医学会消化内镜学分会老年内镜学组委员，上海市医学会消化系病专科分会动力学组委员，上海市生物物理学会委员。

83. 人体肠道有哪些菌群

种类繁多、数量庞大的微生物与人类共生，它们统称为共生微生物。共生微生物包括细菌、真菌、病毒、原虫等；又分成有益、有害和中性类群的微生物。共生微生物主要分布在皮肤、口腔、消化道、呼吸道、泌尿生殖道等处。

人体消化道栖息的细菌干重可达 1 000 克,大约包含 30 个属,400～500 多个菌种,主要由厌氧菌、兼性厌氧菌和需氧菌组成,其中专性厌氧菌占 99% 以上,这其中的类杆菌及双歧杆菌占细菌总数的 90% 以上。肠道菌群按生物学种属主要可分为革兰阳性的厚壁菌门、放线菌门以及革兰阴性的拟杆菌门、变形菌门;其中厚壁菌门和拟杆菌门占 90% 以上。

肠道菌群按功能又可分为三大类。原籍菌是肠道优势菌群,为专性厌氧菌,如双歧杆菌、乳杆菌、优杆菌和消化球菌等,定植在肠黏膜表面,是肠菌膜的主要组成部分,具有低免疫原性,对宿主健康有益,具有营养及免疫调节作用。共生菌为肠道非优势菌群,与原籍菌有共生关系,与外籍菌有拮抗关系,一般无传染性,如消化链球菌、芽孢菌属等。它们在肠道微生态平衡时是有益的,但在特定条件下会具有侵袭性,对人体有害。外籍菌大多是病原菌(如大肠杆菌、变形杆菌、肠球菌等需氧菌或兼性厌氧菌),在肠腔表层可以游动,具有高度免疫原性。这些细菌数量少,长期定植的机会少。但如果微生态失衡则可引发人体疾病。

人体肠道菌群是一个动态变化的复杂过程,但肠道菌群并非是生来就有的。胎儿肠道内几乎是无菌的,当婴儿出生之后的几天内,细菌在分娩时、哺乳时以及呼吸时进入新生儿体内,并在肠道内定植,形成新生儿最初的肠道菌群。随着婴儿的成长,食物中摄入的细菌使得肠道菌群的种类结构逐渐趋于稳定,最终形成成熟的肠道菌群。菌群的建立与人体远期健康密切相关,分娩和喂养方式(母乳或配方乳品)、生活环境(包括抗生素使用)均影响婴儿期肠道菌群的稳定。菌群存在个体差异性,但共同饮食生活的个体间肠道菌群较相似,表明除了血脉相传外,后天的“菌脉”也可以相互影响。健康成人一生中胃肠道菌群保持相对恒定,具有“指纹样图谱”的特性。进入老年后,菌群多样性降低,稳定性下降,导致持续性肠道“炎性衰老”。据考证,长寿地区老年人肠道内富含乳酸杆菌和双歧杆菌。

(陈　坚)

84. 肠道菌群对人体健康有什么影响

肠道菌群的定植能促进宿主肠道屏障功能建立,免疫系统的发育及机体营养代谢形成,从而形成相互依赖、和谐共生的整体。

肠腔内菌群与肠黏膜紧密结合构成肠道生物屏障,将致病菌和毒素局限于肠腔内,避免机体炎症,参与肠上皮细胞分化增殖、隐窝结构形成及局部血管生成。多数原籍菌在营养争夺中占绝对优势,限制致病菌黏附及繁殖。菌群代谢发酵产生大量短链脂肪酸，为肠黏膜上皮细胞提供能量。

肠黏膜相关淋巴组织拥有人体内 70％的免疫细胞。菌群刺激肠道淋巴组织发育。无菌动物的肠道淋巴组织发育受限，其肠道固有免疫发育不完善。菌群参与 T 淋巴细胞增殖分化和辅助型 T 淋巴细胞的分型，调节 T 淋巴细胞对非致病性抗原物质（如各种食物）的应答，诱导形成免疫耐受。如果在婴幼儿期不能接收到充分的细菌多样性的诱导及刺激，则其日后发展出过敏性疾病的机会明显增大，这就是目前越来越广为接受的"过度卫生假说"。

原籍菌与共生菌通过优势生长，竞争性地消耗致病菌的营养素，将肠腔内不消化多糖，如低聚糖、非淀粉多糖、抗性淀粉等进行发酵降解，促进肠上皮细胞生长和分化，促进调节性 T 细胞分化。肠道菌群参与肠道胆盐的重吸收，从而影响肝脏的胆固醇代谢。它们同时也参与多种维生素和微量元素合成、吸收，例如维生素 K 主要来源于大肠杆菌的合成。肠道菌群还参与一些药物和毒物的代谢，如柳氮磺胺吡啶经肠道菌群代谢才能释放出 5-氨基水杨酸起治疗作用。

肠道除了负责消化吸收，还是人体的"第二大脑"，而肠道菌群则是调节"脑-肠轴"的重要一环。人体肠壁内的神经节细胞超过 1 亿个，与脊髓内所含神经元的总数相近。进入肠壁的交感神经和副交感神经纤维能与部分肠神经节细胞形成突触联系，这些神经组织沟通着脑神经和肠周神经，是脑-肠轴的重要组成部分。肠道菌群可以通过脑-肠轴影响宿主的思维、心理及行为状态。借助于肠菌产生的神经递质、代谢产物交互调控机体的神经-内分泌-免疫网络，从而达到与宿主的中枢神经系统交流的功能。

（陈　坚）

85. 肠道菌群失调怎么办

肠道菌群按一定的比例组合，各个菌群之间互相制约，互相依存，在质和量上形成一种生态平衡，一旦机体内外环境发生变化，敏感肠菌被抑制，未被抑制的细菌乘机繁殖，就会引起菌群失调。

由于肠道菌群病理性组合所引起的临床症状称为肠道菌群失调症。通常轻微的菌群失调通过机体的自身代偿，排泄过多异常的菌群，重新恢复稳定的菌群状态。但严重的菌群失调会引发肠黏膜的通透性增加，肠黏膜屏障受损，大量肠道细菌或内毒素通过受损的肠黏膜屏障进入血液或其他器官，诱发炎症和炎性细胞因子的释放，导致远隔器官的受损，从而引发各种疾病。

微生态制剂是预防和治疗菌群失调的主要手段。目前微生态制剂主要有三类：益生菌、益生元及合生元。益生元指一类非消化的物质，可被结肠内正常细菌分解和利用，选择性地刺激结肠内有益菌生长，改善肠道功能，它包括果糖、乳果糖、异麦芽糖、纤维素、果胶及一些中草药等。合生元是将益生菌与益生元合并使用的一类制剂，所添加的益生元能促进制剂中益生菌生长，又促进宿主肠道中原籍菌的生长与繁殖。

目前在我国通过国家卫生计生委批准应用于人体的益生菌主要有以下七大类：乳杆菌属，双歧杆菌属，肠球菌属，芽胞杆菌属，酪酸梭菌属，酵母菌属。

根据我国现有的指南，目前益生菌作为辅助性药物或功能性食品或保健品可以使用于以下疾病：腹泻病(细菌性、病毒性、抗生素相关性)，功能性胃肠道疾病，肝胆疾病，新生儿坏死性小肠结肠炎，早产儿、低体重儿、喂养不耐受或喂养困难者，鼻炎、湿疹等过敏性疾病，乳糖不耐受，炎症性肠病，幽门螺杆菌感染，营养不良以及衰老等。

鉴于肠道菌群失调会引发一系列的健康问题，我们要时刻关爱与人体"共发育、共代谢、共进化、互交流"的益生菌，让它们在我们体内"落地生根，吃好喝好，繁荣昌盛，永葆青春"。

(陈　坚)

86. 如何远离不良如厕习惯

如厕坏习惯不仅会影响如厕效率，还会给健康带来伤害。下面这些不良的如厕习惯应该避免。

(1) 玩手机、看报纸。很多人都有上厕所玩手机的经历，有些人甚至去厕所一定要随身携带手机，这也是便秘这么"流行"的主要原因。而长时间蹲厕所不仅不卫生，还可能使直肠静脉长时间受挤压，引发痔疮。

(2) 太用力。排便不顺畅主要是因为大便干结，这时如果太用力，会给心脑血管增加压力，而且也很容易导致肛裂，甚至引起心脑血管意外而猝死。所以排便不顺畅时，可以用喝水、加强运动来维持大便通畅，如果一直没效果，建议用缓泻药物帮助排便，但此药不可多用。

(3) 上厕所吸烟。通常厕所的空间较小，空气也比较不流通，所以在这种环境下点烟，烟草并不能完全燃烧，这样就会形成一氧化碳和二氧化硫等有毒物质，造成血液的供氧量跟不上，人就会出现头晕、恶心的现象。有人将这个症状称为"醉烟",说的就是这个症状跟喝醉酒后的感觉特别像。但这个症状可比喝醉酒严重多了,因为一氧化碳过量会造成人体缺氧而窒息!

（4）过度擦拭。说到擦拭,次数应尽量少,过度擦拭会刺激肛门周围的皮肤,造成轻微的擦伤,从而引发炎症和瘙痒。一到两次的擦拭比较合适,如果你需要擦拭更多次,说明你还没有完全清理干净你的肠胃系统,或者说你患有便秘。

（5）使用烘干机。一项最新研究发现:气体喷射式烘干机传播细菌的概率是纸巾的 27 倍,几乎是暖风机传播细菌的 5 倍。因此最好的选择是拿一块纸巾擦干手,尽快走出卫生间,减少与有细菌流动的空气接触。

（王迎昕　杨长青　许树长）

—— 专家简介 ——

许树长

许树长,医学博士,主任医师,教授,博士生导师。同济大学附属同济医院党委书记、消化内镜中心主任、中华医学会消化内镜学分会委员兼副秘书长。擅长胃肠动力障碍及功能性疾病和消化道疾病的内镜诊治。

87. 生活节奏快为什么会引起消化道症状

在讲述"放慢生活节奏,给胃肠减压"之前,必须要搞清几个问题:大脑与胃肠道、情绪调节的关系,生活节奏对大脑的影响,生活节奏与胃肠道症状的关系。

人脑中有一个组织叫边缘系统,包括海马、杏仁核、下丘脑和扣带回等,这个系统既是一个情绪控制中心,又是一个内脏功能调控中心。因此,边缘系统又被称为"内脏脑"。

海马是大脑皮质前额叶与边缘系统之间联系的一个重要环节,它最先接收到来自大脑皮质的整合信号,但它特别脆弱,容易受到不良刺激的影响而遭到损伤。好在海马是大脑中少数几个具有再生功能的地方,因刺激而受损时,海马可以自我修复。但是,如果外来的刺激太强,或即使不太强,但持续时间太长,海马的损伤有些可以修复,有些可以部分修复,有些则形成永久性损伤。通过这些叙述,我们可以知道两点:第一,生活节奏对海马的损伤有一个过程,不是今天不高兴了,明天就会抑郁;第二,无论用什么方法,只要能使海马得以修复,就有可能使症状消失或减轻。

边缘系统是一个"内脏脑",生活节奏加快造成的边缘系统损伤,必然会引起各种胃肠道症状，如腹痛、腹胀、腹泻、便秘、排便障碍、嗳气、反酸、胸痛、咽部异物感、口臭，等等。

各种不良生活事件会导致边缘系统受损，产生情绪障碍，如抑郁、焦虑，此外，这些不良情绪也可通过我们的躯体表达出来，就如上面提到的种种消化系统的症状。如果仔细检查未能发现有足以解释这些症状的明显的器质性疾病，上述症状就称为"躯体化症状"。大量资料表明，"躯体化症状"的背后往往存在情绪障碍，这一点是医师和患者都要注意的。

（徐三荣）

—— 专家简介 ——

徐三荣

徐三荣，复旦大学附属华山医院消化科主任医师。曾任上海市医学会肝病专科分会委员等职。主要研究方向是伴有情绪障碍的功能性胃肠道疾病的诊断和治疗。

88. 伴有情绪障碍的胃肠道症状如何治疗

治疗方法一般分为两大类，一类是非药物治疗，如认知行为治疗（RBT）、催眠治疗、暗示治疗等；另一类就是抗抑郁药物治疗。放慢生活节奏就是非药物治疗的一种。

为什么放慢生活节奏有利于胃肠道症状的缓解？我们上面已经说过，快节奏生活会造成海马的不断受损，而放慢生活节奏，一是减少或去除对海马的进一步损伤，二是有利于海马的修复。

欣赏轻音乐，朗读好文章，与三两好友喝茶聊天；拥抱青山绿水，忘情于自然之中；工作之余，打打球、游游泳，进行一些有益于身心的活动。慢生活方式多种多样，个人自我发掘就是了。

顺便提一提两件事。

第一件是尽量不做"低头族"。现在不少人醉心于微信等社交媒体，而在大量的网络媒体平台上夹杂着不少"负能量"类资讯，这些资讯徒增心理刺激，容易造成海马的损伤，增加情绪和躯体症状。

第二是不要被所谓"养生"信息牵着鼻子走。不少媒体热衷于宣传长寿与某某有关，这本身就是一种健康焦虑。这种健康焦虑通过媒体的不断传播，使得不少希望健康长寿的人也坠入焦虑，想通过这些途径获得健康长寿不啻"缘木求鱼"。如何"养生"？"养生"必先"养心"。我们常说"心平气和""心平自然静"，为什么？"气"分阴阳，阴阳失调，然后百病丛生，心平然后气和，阴阳平衡，百病消散，自然健康长寿；心平然后心静，心静就是慢生活境界。

（徐三荣）

胰｜腺｜疾｜病｜

89. 急性胰腺炎为什么那么凶险

有人听说隔壁老王喝了一顿大酒就住院了,听说是得的急性胰腺炎,后来又听说病情加重,全身衰竭,再也没有回来。那么,急性胰腺炎究竟是一种什么病呢? 为何有时会如此严重其至危及生命? 这要从胰腺的功能和机制说起。

胰腺位于上腹部,与肝脏、胆囊、胃、十二指肠和脾脏相邻。胰腺体积虽小,但它是人体中非常重要的器官之一。因为它是一个兼有内、外分泌功能的腺体。外分泌方面,胰腺分泌的胰液中有多种消化酶在食物消化过程中起着"主角"作用,尤其是针对脂肪的消化;内分泌方面主要是调节血糖。在急性胰腺炎中"惹祸"的主要是外分泌功能。胰腺和十二指肠连接处有一个小孔,胰腺分泌胰液,就是通过这个小孔流入十二指肠的。一旦这个小孔被堵上,胆汁和胰液就排不出来了。胰液排不出来的后果就严重了,由于它是消化脂肪和蛋白的,不能顺畅排入肠道就会开始"自身消化"。

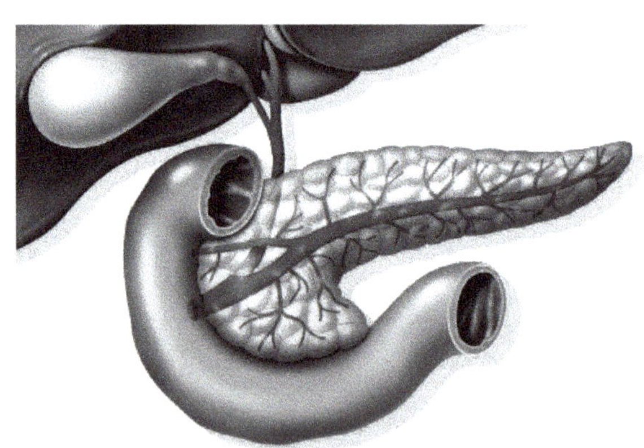

▲ 胰腺的位置和形态

急性胰腺炎是多种病因导致胰酶在胰腺内被激活后引起胰腺组织自身消化、水肿、出血其至坏死的炎症反应。因此,急性胰腺炎初期是一种"化学性炎症",没有细菌的参与,但是胰腺自身造成不同程度的溶解破坏,同时胰酶还会进入周围的腹腔间隙,造成肠系膜、小网膜等组织的溶解,形成"渗出液",这就是我们可以在 CT 上看到的急性胰腺炎患者的胰周液体。从 CT 上看，轻症胰腺炎仅有胰腺肿胀，周围少许渗出。重症急性胰腺炎胰周液体大量渗出，胰腺组织本身也有不同程度的溶解，甚至完全"消失"。

有人说，既然胰腺已经坏死，那做个手术把胰腺切除不就可以了吗？事实上，这样想就太简单了。的确，以前外科医生也是这样做的，希望能通过手术清除坏死组织，但是术中经常看到胰腺已经变成烂糟糟的一团，根本无法区分界限，极易损伤周围脏器和大血管，病死率极高，因此目前不主张早期外科手术。

很多患者不理解，为何急性胰腺炎的病程那么长呢，短则数周，长则数月甚至一年。这就好比"覆水难收"，胰周大量渗出的液体，需要靠机体自身将它包裹，并且慢慢吸收，这需要一个很长的过程，很多患者后期形成胰腺假性囊肿，需要再次引流。即使在疾病早期做了引流，因为胰腺短期内还处于坏死阶段，不断有新生成的胰周液体，因此也需要一段长时间的引流。

临床表现以急性上腹痛、恶心、呕吐、发热和血胰酶增高等为特点。病变程度轻重不等，轻者以胰腺水肿为主，临床多见，病情常呈自限性，预后良好，又称为轻症急性胰腺炎。少数重者的胰腺出血坏死，常继发感染、腹膜炎和休克等，病死率高，称为重症急性胰腺炎。

（杜奕奇）

—— 专家简介 ——

杜奕奇

杜奕奇，海军军医大学附属长海医院消化内科副主任、主任医师、教授。胰腺疾病和小肠疾病领域专家，致力于胰腺疾病科普宣教。任中华医学会消化病学分会青年委员会副主任委员、胰腺学组副组长，中华医学会消化内镜学分会小肠镜学组副组长等职。

90.　急性胰腺炎的病因有哪些

急性胰腺炎的病因主要有胆道疾病、大量饮酒、暴饮暴食、外伤等。国外引起急性胰腺炎的原因主要为大量饮酒，而我国与此不同，主要是由于胆道疾病。暴饮暴食是急性胰腺炎的另一个重要病因，或称之为"诱因"。大量饮酒、暴饮暴食促使胰液大量分泌，酒精直接刺激胰液分泌，酒精进入十二指肠引起乳头水肿和奥狄氏括约肌痉挛，胰液对胰腺进行"自我消化"。合并胆石症者也可因胆汁反流或是胰液排出不畅发生急性胰腺炎。高脂血症，尤其是高甘油三酯引起的急性胰腺炎也越来越常见。高钙因素、创伤因素、缺血因素及药物等也可引起急性胰腺炎。

胆源性胰腺炎是由于胆囊或胆道疾病诱发了胰腺炎，这在国内是最常见的。这类的发病机制是，患者患有胆结石，且为细碎的泥沙样结石，在食用较多脂肪后，胆囊为了排出更多胆汁，会剧烈收缩，结石也随之排出，经过十二指肠乳头时会卡在那里导致堵塞，引发急性胰腺炎。

酒精性胰腺炎，在西方比较常见，近年来在中国也有升高趋势，年轻患者多是此类病因导致。它的发病机制尚无共识，目前比较认可的说法是，大量酒精会导致胰腺细胞的慢性损害，从而导致胰管的堵塞。

第三类是高脂血症导致的胰腺炎。它的发病机制目前还不清楚，只发现患者的共同特点是高血脂，可能血脂过高导致胰液的黏稠，造成微小胰管的堵塞。

生活实例

有的患者得了急性胰腺炎，护士给他抽血，抽出的血放置一会儿，表面会附着一层白色的油脂。这样的血送到检验科，化验仪器会报告"脂血"，很多指标都测不出。通常这种情况下，血中甘油三酯浓度会达到 20 毫摩/升以上，而正常人只有 1.8 毫摩/升以下，可见高脂血症带来的危害。

血脂高的人如果得了急性胰腺炎，后果更严重，更容易导致重症急性胰腺炎。因此，控制血脂是预防急性胰腺炎的当务之急。

（杜奕奇）

91. 如何预防急性胰腺炎

除了一些先天性因素、感染性因素和不明原因的，绝大部分急性胰腺炎是可以预防的。根据急性胰腺炎的常见病因如胆道疾病、饮酒和高脂血症，加以针对性的预防，是可以达到效果的。

一是要去除胆道疾病。俗话说"肝胆相照"，实际上应该是"胆胰相照"，因为如果胆道存在问题，最大的"受害者"是胰腺，因为胆管和胰管是"共同开口"。如果已经确诊是慢性胆囊炎，并且伴有胆囊结石，建议早期手术切除胆囊，手术方式选择微创治疗如腹腔镜，不建议保留胆囊的取石手术，因为胆囊结石容易复发，并且新生成的微小胆道结石对于胰腺炎的发生有诱发作用。如果切除了胆囊还反复发作急性胰腺炎，要做胆总管的检查，如磁共振或超声内镜，如果胆总管存在小结石则要尽早做经内镜逆行胰胆管造影下（ERCP）手术治疗，最大限度地降低胆道因素引起胰腺炎的风险，即避免发作"胆源性胰腺炎"。适量服用利胆药物，也可在一定程度上预防急性胰腺炎的发生。

二是要避免暴饮暴食。俗话说"病从口入"，而急性胰腺炎的患者最应该"管住嘴"。大部分急性胰腺炎发作之前都有饮食的原因，多见于男性青年。有的患者说，自己并没有大吃大喝，只是吃了两块肉或一个煎鸡蛋，怎么也发作胰腺炎了？这种正常饮食下的发作可能具有自身潜在的病因，如有胆道疾病的基础，或者先天胰管发育异常等因素。但只要做到控制饮食，很多急性胰腺炎还是可以预防的。

三是要控制血脂。高脂血症不但是急性胰腺炎的病因之一，也是高血压、冠心病的常见因素，因此控制血脂可以"一举多得"。控制血脂最主要的方式是控制饮食，即减少脂肪类物质的摄入，从源头上降低血脂。其次，要辅以必要的身体锻炼，消耗掉过多摄入的脂肪。如果上述两种方式仍不能有效控制血脂，则需要应用贝特或他汀类降脂药，使血清甘油三酯降到 5.4 毫摩/升以下，最好降至正常（1.8 毫摩/升以下），这样可以预防 80％以上的急性胰腺炎发作，即使发作也是轻症，降低重症急性胰腺炎的风险。

四是药物预防。有一类急性胰腺炎是医疗操作诱发的，叫做 ERCP 术后胰腺炎，一般发生率是 7％左右，如果必须要做 ERCP 检查，建议术前应用消炎痛（吲哚美辛）栓，可以将胰腺炎的发生率降至 3.5％以下，减少一半左右的发生率。

（杜奕奇）

92. 什么是慢性胰腺炎

慢性胰腺炎是各种病因引起胰腺组织和功能不可逆改变的慢性炎症性疾病。其致病因素较多，过度喝酒是主要因素，其他病因包括胆管阻塞、高脂血症、高钙血症、自身免疫性疾病、胰腺先天性异常、胰腺外伤或手术等。患者的主要表现为反复发作的上腹部疼痛，多为阵痛，常开始于中上腹，也可合并背痛，有些患者在喝酒或吃得太饱后的 1～2 天容易出现腹痛，所以慢性胰腺炎患者都应该戒酒,避免暴饮暴食。

慢性胰腺炎的另外一个重要临床症状是胰腺内、外分泌功能的降低,即血糖升高与脂肪泻。胰腺是分泌胰岛素的器官,慢性胰腺炎患者因胰岛素分泌不足可引起血糖升高。脂肪泻就是大便带油,胰腺可分泌胰酶到肠道里来消化食物里的蛋白质、脂肪等,慢性胰腺炎患者的胰酶分泌严重不足时,患者吃下去的食物就不能很好地消化,尤其是脂肪,导致"拉油"的表现。

治疗方面,慢性胰腺炎主要有药物治疗、内镜微创治疗和外科治疗三种方法。其中药物治疗主要指吃富含胰酶的药物,以此来补充体内分泌不足的胰酶,帮助食物的消化,建议在三餐的餐中吃药,即随饭一起吃。对于没有脂肪泻与腹痛症状的慢性胰腺炎患者而言,如果吃清淡的食物可不需要餐中吃药,但如果吃油腻的食物则应吃药来帮助消化;对于有脂肪泻的患者而言,应每顿饭都吃胰酶药物来帮助食物消化,根据症状的变化来调整剂量。内镜治疗主要包括经内镜逆行胰胆管造影术(ERCP)和胰腺体外冲击波碎石(ESWL)两种微创手术。ERCP 能在内镜下取出细小的主胰管结石,减轻胰管堵塞,必要时可置入胰管支架来帮助胰液的引流;对于 ERCP 不能直接取出的较大胰管结石,则可考虑行ESWL,在体外将大结石碎小,以便后续的取石,但 ESWL 的设备要求较高,国内仅有少数单位具备。药物治疗和内镜微创手术无效或存在其他手术指征时,可考虑行外科治疗切除部分胰腺,包括标准的胰十二指肠切除术、保留幽门的胰十二指肠切除术、胰尾切除术等,根据具体情况采用相应的术式。

(廖 专)

—— 专家简介 ——

廖 专

廖专,海军军医大学附属长海医院消化内科副主任,副主任医师,副教授,上海市胰腺疾病研究所副所长,兼任中华医学会消化内镜学分会青年委员会副主任委员、胶囊内镜协作组副组长等职务。主要从事胶囊内镜和慢性胰腺炎内镜微创诊治。

93. 慢性胰腺炎平素饮食需要注意什么

慢性胰腺炎多见于 30～60 岁的男性人群,该病与经常应酬喝酒、工作繁忙、饮食无规律等有关,因此,患者除了配合医生进行内镜或外科治疗外,平素饮食上也需格外注意，尽量做到以下 4 个方面。

（1）尽量选择进食高蛋白质、低脂肪的食物。慢性胰腺炎急性发作的常见原因就是吃特别油腻的食物，严重者一吃油腻的荤菜就腹泻不止、大便带油，这是由于胰腺分泌的脂肪酶分泌减少，脂肪的消化功能明显降低，久而久之，患者容易出现体重降低。因此，慢性胰腺炎患者需控制脂肪的摄入量，尽量选择富含营养、低脂肪的食物，例如鱼肉、瘦肉、豆腐等，并在餐中吃富含胰酶的药物来帮助食物消化，根据症状、粪便与体重的变化来调整药物的剂量。米、面等碳水化合物以及新鲜蔬菜宜适当多吃，但每顿不能过饱，吃七八分饱即可。如果合并有糖尿病，还应适当控制主食的摄入。

（2）选用富含维生素的食物，多食绿叶蔬菜和水果。可多吃菠菜、西兰花、花椰菜、萝卜等蔬菜，但应煮熟吃，将纤维煮软，防止纤维过多增加腹泻。并且，推荐患者多吃桃子、苹果、香蕉等没有酸味的水果，少吃易产气致腹胀的食物，如黄豆、蚕豆、豌豆、红薯等。由于慢性胰腺炎患者常有皮肤粗糙、肌肉无力和出血倾向等吸收不良综合征表现，也可根据情况适当补充维生素制剂。

（3）少食多餐。患者应养成定时定量、细嚼慢咽的饮食习惯，不狼吞虎咽，多蒸、炖、煮、烧，少煎、炒、烙、烤，以利消化吸收，避免给胰腺造成过重负担。且应尽量避免刺激性食物，以减少胃酸和胰液的分泌，以防急性发作或病情加重。调味品不宜太酸、太辣，以免增加胃液分泌，加重胰腺负担。慢性胰腺炎急性发作时要禁食。因为食糜及胃酸进入十二指肠后，可刺激十二指肠，使胰酶分泌增加，加重病情。

（4）少盐戒酒。盐多可增加胰腺充血水肿。少吃粗粮，以免消化时间长，加重胰腺负担。另外，酗酒也是引发胰腺炎的一大诱因，会引起胰腺分泌过度旺盛，应予以避免，最好终身戒烟、戒酒，以防再度发作，进一步损伤胰腺功能。

此外，当患者出现急性腹痛时，一般都应禁食，待病情控制后再逐渐恢复饮食。通常先开始吃些米汤、没有油的菜汤和一些水果汁、藕粉之类，吃了以后如果没有什么问题发生，再吃些粥、豆腐、有油的菜泥等，逐渐过渡到正常饮食。

（胡良皞）

—— 专家简介 ——

胡良皞

胡良皞，海军军医大学附属长海医院消化内科副主任医师、副教授，在国内率先开展胰腺结石体外震波碎石术，建立"药物–胰管碎石–内镜治疗–外科手术"

治疗新体系，率先开展重度胰管狭窄消融多项内镜新技术，形成上海地区慢性胰腺炎治疗特色。

94. 胰腺怎么也会"生石头"

胰腺结石是慢性胰腺炎的特征性病理改变之一，约 90% 的患者在整个病程中都会伴有胰腺结石。构成胰腺结石的主要化学元素为钙，占 90% 以上，此外还含有磷、硫、钾以及铁、铬、镍等元素。胰腺结石的中心由致密的网状纤维构成，富含铁、铬、镍 3 种元素，几乎不含有钙，而结石表面呈波浪状，存在大量细小颗粒，富含钙元素，不含镍元素。胰腺结石主要由无机物和有机物两部分构成，无机物主要为碳酸钙，有机物主要为蛋白质和黏多糖。

胰腺结石主要包括两大类：主胰管内结石和分支胰管内结石。从病因学分析，热带性胰腺炎中主胰管内结石多见，而酒精性胰腺炎多见分支胰管内结石。两类结石形成的机制基本相同，胰液中某些蛋白质分泌异常形成微蛋白栓，以及胰液中碳酸钙过饱和析出是胰腺结石形成的两个不可或缺的因素。胰石蛋白是构成胰腺结石的主要蛋白质。

除了胰石蛋白外，乳铁蛋白、胰蛋白酶原、骨桥蛋白、糖蛋白-2 等诸多蛋白也参与了胰腺结石的形成。例如，乳铁蛋白是炎症早期胰腺腺泡细胞或中性粒细胞释放的一种抗炎因子，参与了结石中心蛋白网架的形成，可能结合一些金属离子参与碳酸钙晶体的形成。通过对胰腺结石成分和其形成机制分析的最终目的是为了能够在结石形成早期给予更多的干预和治疗，国外有研究发现柠檬酸、酒石酸、二甲双酮等有机酸可以通过螯合钙离子溶解胰腺结石。因此，新型溶石剂，甚至早期微蛋白栓溶解剂可能是未来治疗结石的方向。

（胡良皞）

95. 得了胰管结石有什么症状

胰管结石对于很多人来说，也许还很陌生，它不是一个常见病。但是近年来发病率却在逐渐上升，而那些长期酗酒的人更容易得病。胰管结石在形成初期对胰腺组织的损害和功能的影响均比较小，随着胰管结石存在时间的延长以及胰管结石的体积不断增大，其危害也会逐渐增加。

胰管结石是胰腺慢性炎症导致的表现之一。饮食结构和不良生活习惯，如抽烟、酗酒、低蛋白饮食，以及胰腺先天性的变异如胰管走形扭曲，还有全身性疾病如甲状旁腺功能亢进、肥胖症，都会诱发胰管结石的发生。有部分的病因是与家族遗传有关。

胰管结石最典型的不适是上腹部或右侧腹部的疼痛，部分患者还可以有后背部的疼痛。有的胰管结石患者其疼痛可持续数分钟或数小时，有的患者也可持续几个星期、几个月甚至几年。也有少部分胰管结石的患者可没有症状。大多数患者在初期容易被误诊为"胃病"。然而当结石阻塞胰管时可以诱发急性胰腺炎，患者就可出现剧烈的腹痛，甚至会伴有恶心、呕吐、发热等不适。还有，随着疾病的进展可以出现糖尿病，营养吸收差所致的脂肪泻、骨质疏松等。

目前的研究报道，胰管结石与胰腺癌有相关性，胰管结石越大、患病时间越长，胰腺癌的发生率就会越高。

（王　雷）

—— 专家简介 ——

王　雷

王雷，海军军医大学附属长海医院副主任医师，医学博士。担任亚太超声内镜联盟（AEG）成员，中国医师协会内镜医师分会消化内镜专业委员会委员兼秘书等职。长期从事消化疾病的临床工作，尤其擅长胰腺疾病、胆道疾病、消化道肿瘤的内镜诊疗。

96. 得了胰管结石可以体外碎石吗

对于胰管结石导致的急性胰腺炎，吃药、输液可能暂时缓解疼痛，但是治标不治本，不能消除胰管结石。因此往往过不了多久，疼痛就再发了，而且随着时间的推移发作的频率会越来越高，直到胰腺的功能完全丧失后就变成不痛了，但是病情却在进展。

体外冲击波碎石术是一种能消除或减少胰管结石的微创性治疗方法，它利用超声脉冲的冲击波破坏胰管结石。冲击波在身体外部产生，然后穿过皮肤和组织，冲击胰管结石，使躲藏在胰管中的结石碎裂，甚至碎成粉末状，然后从胰管流出或经过内镜手术取出。

经体外冲击波碎石是目前国际上公认的较先进的治疗胰管结石的方法。体外冲击波最大的好处就是微创性,避免了以往传统开腹手术的患者痛苦大、出血多、恢复慢的缺点,对脏器功能干扰轻、术后恢复快。每次治疗需要 30～60 分钟,并且在麻醉状态下进行,所以整个治疗过程患者都不会感受到痛苦。

体外冲击波碎石虽然能成功取出胰管结石,解除胰管压力增高造成的胰腺损伤和不适,但是它不能解决胰管结石形成的病因和已经形成的胰腺本身的慢性炎症。因此即使在胰管结石消失后,还是需要针对慢性胰腺炎进行药物治疗。

(王　雷)

97. 为什么腹部超声检查老是说胰腺尾部显示不清

胰腺是位于上腹部偏左的腹膜后器官,分为头、颈、体及尾四部分,通常呈头低尾高的棱柱形,长 12～15 厘米,宽 3～9 厘米,厚 1.5～3.0 厘米,重 70～100 克。腹部超声是用于检查诊断胰腺疾病的常见无创检查方法,临床应用很广。但在日常胰腺检查中,总有提示胰腺尾部显示不清,导致胰尾的病灶最容易漏诊,尤其是小病灶。这与解剖上的原因等有关。

胰腺右侧有十二指肠(胰头包在十二指肠环内)、胆囊、胆总管、肝脏及右肾;左侧有脾脏及左肾;腹侧(前面)有肝、胃及横结肠;背侧(后面)有众多血管及脊柱,包括脾静脉、肠系膜上动脉、肠系膜上静脉、门静脉、腹腔动脉、腹主动脉、肾血管及下腔静脉等。

胰腺 B 超检查要求前一晚用清淡少渣饮食后禁食,当日空腹检查。有胃肠钡餐造影者,要延后 2～3 天检查。

胰腺 B 超扫查方法较多,最常用的也是必须用的方法为仰卧位上腹部横切扫查。胰头、胰体近端扫查用此方法一般均可以得到满意的图像,但胰体远端及胰尾因解剖上的原因及容易受气体干扰等因素,有时难以显示清晰。此时需要追加其他扫查方法,如俯卧位左侧肋间通过左肾纵切扫查、左侧肋间斜切扫查,才能显示小部分胰尾。

在诸多的补充扫查方法中,右侧卧位上腹部横切扫查相对简单、易行,可首先考虑。如果采用右侧卧位,胃向右侧移动、变形,缩短了胰尾离腹壁的距离,再加上探头加压既可挤去气体,又可将胃略向上挤一些,这样也能进一步缩短腹壁与胰体尾的距离,使之变浅。另外在声像图上胰体远端与胰尾倾斜度也明显变小,看起来向后延伸的胰尾变得水平横向向左延伸,声束与胰尾相对垂直,所以提高了二维分辨力,显示更清晰。如果高度怀疑胰体尾部有胰岛素瘤等较小病灶,应首先考虑追加做此切面检查。

（李　蕾）

—— 专家简介 ——

李　蕾

李蕾,复旦大学附属中山医院消化科副主任医师。擅长慢性肝病、胃肠道疾病等诊治。重视科普,在《大众医学》《解放日报》等报刊发表科普文章,参加《家庭医学全书》《十万个为什么》等科普书籍的撰写。

其他检查和疗法等

98. 什么是胃功能四项检查

胃功能四项,指的是下列一组生物标记物:胃蛋白酶原Ⅰ(PGⅠ)、胃蛋白酶原Ⅱ(PGⅡ)、胃蛋白酶原比值(PGR,即 PGⅠ/PGⅡ)、胃泌素-17(G-17)、幽门螺杆菌(Hp)抗体测定,可通过血液的生化检验从而评估胃的消化功能。与胃镜相比,胃功能四项检测具有如下优势:操作简便、无创、无痛、安全、经济、重复性好、避免潜在的医源性感染、可早发现病变、可动态随访胃病患者,是适用于健康人群体检或不适合做胃镜的人群的胃病辅助诊断方法。

胃蛋白酶原(PG)为胃蛋白酶的无活性前体,根据其生化和免疫活性特征的不同可分为 PGⅠ 和 PGⅡ。PGⅠ是唯一由胃黏膜腺体(主细胞、颈黏液细胞)合成分泌的,PGⅡ除了由胃黏膜腺体分泌外,胃窦和十二指肠布氏腺也能分泌,不同阶段其分泌量会发生变化。血清 PGⅠ 和 PGⅡ 水平反映胃黏膜腺体和细胞的数量,也间接反映胃黏膜不同部位的分泌功能。

胃泌素是一种由胃窦和十二指肠 G 细胞分泌的胃肠激素,对调节消化道功能和维持其结构完整具有重要作用。胃泌素的释放依赖于胃肠激素和胃肠腔内因素,其主要生物学活性是促进胃酸分泌及促进细胞的增殖和分化。人体中有生物活性的胃泌素 95％ 以上是 α-酰胺化胃泌素,其中 80％～90％ 是 G-17。G-17 主要由胃窦腺体分泌并直接进入血液循环,是 G 细胞功能的一种特殊生物学标志。

Hp 感染是慢性活动性胃炎的主要致病因子,95％ 的十二指肠球部溃疡患者伴 Hp 感染。而复发性十二指肠溃疡患者几乎 100％ 与 Hp 感染有关。有证据表明,Hp 与胃溃疡、胃黏膜相关淋巴组织(MALT)淋巴瘤和胃癌的发生有密切关系。因此,Hp 抗体的测定可直接反应机体的 Hp 感染情况,从而间接了解胃内环境的变化。

胃功能四项的临床意义包括:反映胃黏膜正常与否以及胃黏膜受损程度和受损部位的敏感性、特异性指标;萎缩性胃炎、消化性溃疡、Hp 感染的筛查指标;早期胃癌/胃癌高危人群的筛查指标;幽门螺杆菌治疗效果和预后观察的特异性指标。

在不同的疾病中，胃功能四项的指标各有不同，在疾病发展的不同阶段或不同部位，也会出现相似的表现，这时就需要多方面比较或通过引入其他检验指标（如 CA19 - 9 等），以更好地判断疾病的发展方向。目前，胃功能四项检验越来越多地应用到临床治疗中，其价值逐渐被了解，但是，由于研究对象不够充足，目前缺乏明确的数值范围，且大多研究仍局限在单个疾病上，这需要在今后的临床工作中不断积累和探索。

（李　蕾）

99. 超声内镜与普通胃镜有什么区别

胃镜检查已被广泛用于疾病诊断与常规体检，极大促进了人民群众的健康水平。有些患者在拿到胃镜报告后，会发现一句话："建议超声胃镜进一步检查。"

超声胃镜是什么？简单地说就是带有超声探头的胃镜。超声胃镜（EUS），是在普通胃镜基础上发展而来的一项新型内镜技术。普通胃镜前端主要是光学摄像头和光源，可以清楚地观察食管、胃腔、十二指肠的黏膜色泽、形态。超声胃镜前端则主要是超声探头和水囊，类似于常规做腹部 B 超时的 B 超探头和抹在肚皮上的耦合剂，当然其精密度和科技水平更高。

为什么要用超声胃镜呢？简单地说就是要观察肉眼无法直接看见的脏器组织。

打个比方，"泰坦尼克号"在大海上航行，依靠观察员的肉眼，只能看见海面上露出的冰山一角，只有通过声呐，才能看见冰山在海面以下的那 90% 部分，准确地判断风险。装有光学摄像头的普通胃镜只能看见胃肠道表面的出血点、糜烂、溃疡等病变，如果只是一个凸起的肿块、甚至是完全隐藏在黏膜层以下的病变，普通胃镜无法全面评估病变性质，更难以谈及进一步处理。超声内镜相比于放在肚皮上的普通腹部 B 超有"离得近，看得清"的优势。普通腹部 B 超离病灶较远，而且容易受到胃肠积气影响，对于胰腺和胃肠道内的病灶难以获得满意检查效果。超声胃镜最大限度紧贴病灶，且可以变化角度切面，动态、全面地看清楚病灶细节。

总而言之，超声内镜是一项诊疗兼备的实用新型技术。如想了解得更详细，相关内容可参阅上海市医学会百年纪念科普丛书中的《内镜下的消化世界》（消化内镜分册）。

（徐　灿）

100．什么是胃肠道肿瘤标志物

肿瘤标记物是伴随肿瘤发生在血液或特定组织中产生的分子，这些物质存在于肿瘤组织或宿主体液中，而在健康宿主中没有或微量，通常包括蛋白质（上皮黏蛋白、胚胎蛋白、糖蛋白等）、激素、酶、糖决定簇、病毒和肿瘤相关基因等，在临床诊断中具有十分重要的价值。"理想"的肿瘤标记物应具有以下特点：特异性好，灵敏度高，具有器官特异性，检测浓度与瘤体大小、临床分期相关，测定方法精密度和准确度高，操作简便，监测治疗效果和复发，预测肿瘤的预后。但遗憾的是，至今为止，尚没有一种"理想"的肿瘤标记物出现。

胃肠道恶性肿瘤的标记物有多种，目前应用广泛的主要包括癌胚抗原（CEA）、甲胎蛋白（AFP）、CA19－9、CA72－4、CA50、CA125 等。

CEA 是一类糖蛋白，是重要的肿瘤相关抗原，广泛存在于各种上皮性肿瘤，其检测在胃肠癌的血清学诊断上具有重要的意义，在健康人的血清和其他体液中含量极微。

CA19－9 是一类糖脂，除胰腺、胆管癌外可应用于胃、结肠恶性肿瘤的诊断和治疗的检测。

CA72－4 是通过 2 个单克隆抗体识别血清中类黏蛋白肿瘤相关糖蛋白 TAG72，胃癌患者血清中可发现极高浓度的 CA72－4。

CA50 是一种唾液酸酯和唾液酸糖蛋白，正常组织中一般不存在，当细胞恶变时，糖基化酶被激活，造成细胞表面糖基结构改变而成为 CA50 标记物。但它是一个非特异性广谱肿瘤标记物，许多恶性肿瘤患者血液中皆可升高。肝癌、胃癌、结直肠癌、胰腺癌甚至胆囊癌中都有不同程度的表达。所以，CA50 一般不作为诊断性标记物。

CA125 是一种分化抗原，在来源于体腔上皮衍生物的胎儿组织中升高；还存在于浆液性卵巢癌细胞和浆液性腺癌的组织中，但不存在于黏液性卵巢癌中，某些情况下，在胃肠道肿瘤、支气管癌和乳腺癌中也可见升高。

上述 5 种肿瘤标志物在胃肠道恶性肿瘤中都有一定的表达，但单一肿瘤标志物的检测始终存在着特异性不强、灵敏度低等不足，在确诊肿瘤患者中阳性率最高仅 50.0％。将上述 5 种肿瘤标志物进行联合检测有助于提高胃肠道恶性肿瘤的早期诊断率，以达到早期诊断和治疗的目的。

（李　蕾）

101. 癌胚抗原（CEA）升高有什么特殊意义

　　癌胚抗原(CEA)是一种结构复杂的可溶性糖蛋白,胚胎期主要存在于胎儿的胃肠道、胰腺和肝脏,出生后组织内含量很低。CEA 是一种广谱肿瘤标志物。CEA 受胚胎细胞的有关基因调控,当某些肿瘤细胞的基因调控受到损伤后,可能重新启动有关胎儿蛋白合成,致使肿瘤患者血清 CEA 含量升高,并由肿瘤细胞合成和分泌。97％的健康成人血清 CEA 浓度在 2.5 纳克/毫升以下。

　　CEA 升高的临床意义分两种情况。一种是非恶性疾病,比如年长或吸烟者血清中平均 CEA 浓度稍高,其他如妊娠期和心血管疾病、糖尿病、非特异性结肠炎等疾病,15％～53％的患者血清 CEA 也会升高。另一类是恶性肿瘤,CEA 升高常见于大肠癌、胰腺癌、胃癌、小细胞肺癌、乳腺癌、甲状腺髓样癌等。CEA 超过 20 纳克/毫升时往往提示有消化道肿瘤,CEA 上升速度及浓度水平随肿瘤的发展而增加。

　　血清 CEA 含量的测定,为乳腺癌、大肠癌、胃癌、肺癌、肝癌这些恶性肿瘤的诊断提供了一项快速、灵敏的筛查方法。临床上常规检测血清 CEA 含量有利于早期发现肿瘤,尤其是大肠癌患者。非恶性疾病通常浓度不超过参考上限 4 倍。浓度超过参考范围 4 倍则可能存在有恶性肿瘤,如 CEA 浓度在监测过程中上升或超过参考范围上限 8 倍则很有可能为恶性疾病,应作进一步检查明确。

　　CEA 临床敏感度及特异性有限,考虑到结肠直肠癌的发病率,CEA 并不适用于结肠直肠癌筛查。在胰腺癌中,CEA 通常在晚期才有异常,CA19 - 9 要优于 CEA。

　　大部分甲状腺髓样癌患者血清 CEA 浓度上升,而五肽胃泌素激发试验后测定降钙素更为敏感和特异。在其他一些未转移的原发肿瘤中,由于 CEA 的敏感度和特异性的限制而不适用于鉴别诊断。

　　在肝肿瘤的鉴别诊断中,除影像学检查外,CEA 可作为一种附加手段,尤其是连续测定时。约一半的结肠直肠癌、胰腺癌并伴有肝转移的患者血清 CEA 水平高于参考范围上限的 8～10 倍,6％的原发性肝癌患者 CEA 浓度可达此水平。

　　临床上常用 CEA 与其他癌症相关指标综合应用,以辅助诊断癌症,提高癌症检出率。如 CEA 与 CA153 联合用于乳腺癌诊断,CEA 与 CA19 - 9 联合用于胃癌诊断,CEA 与 AFP 联合用于肝癌诊断等。综上所述,CEA 虽不是一项特异性诊断指标,但对恶性肿瘤的鉴别诊断、病情监测、疗效评价等方面都有重要意义。

（李　蕾）

102. CA19 - 9升高怎么办

CA19 - 9是一种表达于特定细胞表面的肿瘤抗原,主要分布于正常胎儿胰腺、胆囊、肝、肠等组织,成人则存在于胰、胆管上皮处,以唾液黏蛋白形式存在于血清中,含量甚微,检测水平一般＜37单位/毫升。

多项研究显示,CA19 - 9在胰腺癌、胆管癌中阳性检出率最高,所以CA19 - 9是胰腺癌、胆管癌检查的首选肿瘤标志物。在消化系统,CA19 - 9阳性检出率以胰腺癌最敏感(70％),其次是结直肠癌(45％)、肝癌(30％)。但检测结果＜37单位/毫升也并不能完全排除肿瘤可能;检测结果＞37单位/毫升时,除提示胰腺癌、肺癌、肝癌、结肠癌、胃癌或胆囊癌可能外,也可能由胆结石、胰腺炎、肝硬化、囊性纤维化和胆囊炎导致。

良性胆道疾病中CA19 - 9升高的原因之一可能是胆管细胞的炎症、胆管壁的通透性增加和胆汁排泄受阻,前者使胆道上皮细胞分泌CA19 - 9增加,后两者使胆汁中的CA19 - 9逆流入血导致其进一步升高。CA19 - 9也可以作为部分良性胆道疾病患者临床疗效的一个辅助观察指标,如果在胆道梗阻解除两周后CA19 - 9还未下降则提示肿瘤可能。

发现CA19 - 9升高,应联合CA242、CEA等其他指标诊断。如果有多项指标升高,尤其当患者出现可能提示癌症的症状和体征时,应进行影像学检查帮助诊断;如未发现肝胆胰系统病灶,可进行内镜检查。如仅有CA19 - 9单独轻度升高,而无任何症状及体征,可随访观察。

若检测发现胰腺癌患者伴有CA19 - 9升高,则在治疗过程中可将其作为疗效监测指标,判断疾病进展及治疗效果:胰腺癌中高水平的CA19 - 9提示疾病晚期,胰腺癌患者在接受治疗过程中,若出现CA19 - 9下降提示治疗有效,若CA19 - 9升高提示治疗无效;若CA19 - 9下降后再次升高提示癌症复发可能。

（李　蕾）

103. CA72－4 升高是怎么回事

CA72－4 是一种由 CC49 和 B72－3 两株单抗识别的黏蛋白样的高分子量糖蛋白,正常人血清中含量<6 单位/毫升。

CA72－4 是监测胃癌患者病程和疗效的首选肿瘤标志物,可与次选标志物(CEA 或 CA19－9)联合使用。CA72－4 在卵巢癌中具有一定的指示作用,可作为仅次于 CA125 的次选标志物辅助检测,对于黏蛋白型卵巢癌有较高的临床敏感度。

血清 CA72－4 升高可见于以下几种疾病:胰腺炎、肝硬化、肺病、风湿病、妇科病(卵巢良性疾病,卵巢囊肿,乳腺疾病)和胃肠道良性功能紊乱等。与其他标志物相比,CA72－4 最主要的优势是对良性病变的鉴别诊断有极高特异性,如对良性胃肠疾病的诊断特异性可达 95% 以上。

CA72－4 升高对胃癌的诊断敏感性通常为 40%～46%,与疾病的分期有关系。外科手术后,CA72－4 水平可迅速下降至正常值。如果肿瘤不再出现,CA72－4 可持续维持在正常水平。在 70% 的复发病例中,CA72－4 浓度首先升高,或在临床诊断为复发时也已升高。有研究结果提示,术前的 CA72－4 水平可作为预后判断的参考值。

CA72－4 对结直肠癌的诊断敏感性为 20%～41%。完全切除后 CA72－4 可显著下降。当体内存留癌组织时,CA72－4 持续升高。CA72－4 与 CEA 结合起来可使术后监测的诊断敏感性从 78% 提高到 87%。

特别提醒

CA72－4 是一个非特异性肿瘤标志物,此指标升高不代表一定就是患了肿瘤。据报道,正常健康人和良性胃肠道疾病的阳性率分别为 3.5% 和 6.7%。当结果异常时,如果要明确诊断还必须结合临床和其他检查指征。

（李　蕾）

104. 病理检查提示"高级别上皮内瘤变"是什么意思

上皮内瘤变,二级分类法将它分为低级别和高级别上皮内瘤变。其中低级别相当于轻至中度异型增生，而过去在诊断中最易出现分歧的重度异型增生、原位癌甚至可疑浸润性癌均明确地归属于高级别上皮内瘤变。高级别上皮内瘤变是具有恶性特征的黏膜病变，但无浸润间质的证据。癌的形成往往要经历几年甚至十几年的漫长演变过程。在成癌之前，局部组织必定有某些形态的改变，由轻到重，由浅至深，逐步累积，最终发展成具有明显特征的恶性肿瘤的表现。高级别上皮内瘤变是这个演变过程中的某一个阶段。

高级别上皮内瘤变的诊断结果通过病理检查获得。病灶可出现在食管、胃、小肠和结直肠。肉眼所见一般为黏膜发红或褪色，外形表现为平坦、息肉样或轻度凹陷。这些病变属于早癌或癌前病变，很少会引起消化道梗阻、出血等症状，一般会在常规体检中，由有经验的内镜医生做内镜检查时发现，并对可疑的部位进行活检得以证实。随着内镜设备的不断改善，有的消化内镜可以对可疑的黏膜进行局部实时放大染色，判断性质，指导内镜医生取标本时选择更准确的钳夹部位，提高阳性率。

活检报告"高级别上皮内瘤变"，虽然不出现"癌"字，但传达了"不排除癌、或许已是癌"的含义。临床医生通常会根据内镜下病变的形态重估内镜诊断的准确性。活检诊断高级别上皮内瘤变者可能已有恶性肿瘤的深部浸润和转移，还需要有经验的专家通过超声内镜、增强 CT 等手段进一步对病变进行分期，指导制定下一步的治疗方案。

通过内镜检查和病理诊断明确为高级别上皮内瘤变的病变，病变范围较小，排除了黏膜下浸润性生长和腹腔的转移，就具备了内镜下黏膜剥离术切除病变的条件。该手术不需要开腹，对患者来说，创伤小、恢复快。

（陈　洁）

105. 病理检查提示"低级别上皮内瘤变"是什么意思

当胃肠镜检查过程中发现有病灶时，通常会进行活检，由病理科医生对活检的标本进行处理并阅片，判断病变性质。在病理报告中会出现"低级别上皮内瘤变"这样的字眼，很多人看到这个词不太明白是什么意思，也有人非常紧张，认为可能患癌了或者很快就要患癌了。

其实"低级别上皮内瘤变"跟癌症不是一个概念，它是一个病理学上的名词，表现为黏膜结构轻度改变，结构和细胞学异常限于上皮的下半部，相当于以前常说的轻度和中度异型增生。

低级别上皮内瘤变是一种癌前病变，可以发生在食管、胃和大肠，提示将来可能会朝癌方面发展，当然经过干预也会逆转。消化道癌的发生往往会经历一个漫长的过程，以胃癌为例，癌的发生经历正常胃黏膜浅表性胃炎——萎缩性胃炎——肠上皮化生——低级别上皮内瘤变——高级别上皮内瘤变——浸润癌的过程。低级别上皮内瘤变是癌变过程中的一个环节。由低级别上皮内瘤变发展到癌究竟有多长时间，目前并没有一个确定的观点。

一旦发现低级别上皮内瘤变的病灶还是需要重视，根据具体情况决定治疗方案。

胃内的低级别上皮内瘤变都来源于腺上皮，是否处理需要看低级别上皮内瘤变是否在胃内形成明确的病灶，如果有明确的病灶（形成腺瘤等）就进行内镜下切除治疗，如果没有形成明显的病灶，可以进行随访观察，6 个月到 1 年复查一次胃镜。当然也要去除一些肿瘤相关的病因，比如有幽门螺杆菌感染就要进行抗菌治疗，同时形成良好的饮食习惯，多吃新鲜水果蔬菜，少食腌制食品，戒烟酒等。

结肠低级别上皮内瘤变往往跟结肠息肉伴随（结肠腺瘤），肠镜检查一旦发现息肉应当尽早摘除。摘除结肠息肉后还要根据息肉的危险程度进行不同强度的检测。如果是低危腺瘤（1～2 个小息肉）可以每 5 年再复查肠镜，如果是中度危险的腺瘤（3～10 个小息肉）则每 3 年复查肠镜，高危腺瘤（＞10 个小息肉或大的无蒂息肉）每隔 2～6 个月就要复查肠镜。

（刘　枫）

106. 什么是胶囊内镜

20 世纪 80 年代，以色列人提出了研制胶囊内镜的设想；1999 年，第一个实验用胶囊内镜诞生；2001 年 8 月，胶囊内镜正式被允许进入临床使用，得到了广泛应用。

胶囊内镜全称为智能胶囊内镜消化道内镜系统，又称为"医用无线内镜"。顾名思义，胶囊内镜即外表类似于胶囊的内镜检查系统，吞服后可在消化道内摄像，完整记录下人体消化道管腔黏膜的情况，填补了小肠缺乏可视性检查的空白，克服了传统推进式内镜体积大、检测过程痛苦、不适用于老年体弱和危险患者等的缺陷，且能一次性完成包括胃、小肠、结肠的全消化道检查，为消化道疾病的诊断带来了革命性的突破。

胶囊内镜的仪器设备包括摄像胶囊、数据记录器、图像处理工作站。其工作原理为受试者通过口服智能胶囊，借助消化道蠕动使之在消化道内运动并拍摄图像，医师利用体外的图像记录仪和影像工作站，了解受检者的整个消化道情况，从而作出诊断。智能胶囊包含了一个微型彩色照相机、电池、光源、影像捕捉系统及发射器等。

胶囊的外壳极其光滑而利于吞服，且能防止肠内容物对胶囊表面的黏附。胶囊内镜是一种无线的、一次性使用的胶囊，借助肠道自身的蠕动使其通过消化道并排出体外。其拍摄的图像被保存在与传感器相连的数据记录仪中，该记录仪由受检者穿戴。检查结束后，取下受检者身上的传感器和记录仪，医生从记录仪中下载图像数据到电脑工作站进行处理和读片，从而做出诊断。

起初，胶囊内镜主要用于不明原因消化道出血、克罗恩病及小肠肿瘤的诊断等方面，是小肠疾病的一线诊断工具。随着 2004 年食管胶囊内镜及 2006 年结肠胶囊内镜的问世，胶囊内镜在整个消化道检查中的作用得到了极大的完善。它们的出现，与胃镜和肠镜具有良好的互补作用。

（廖　专）

107. 胶囊内镜可以实现全消化道检查吗

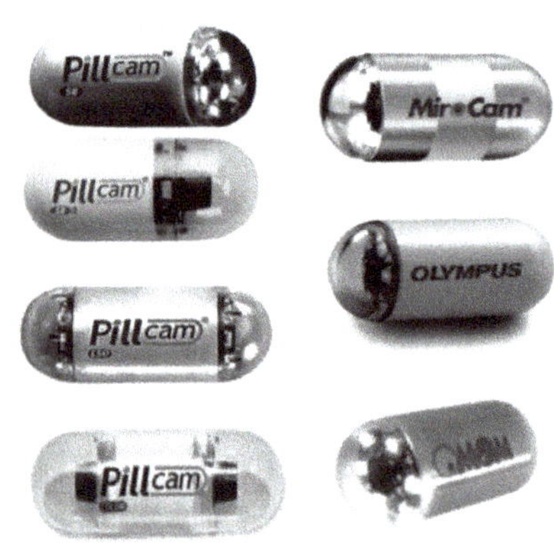

▲各种类型的小肠胶囊内镜

小肠是消化道最长的器官，由于小肠疾病起病隐匿、症状特异性不强和病变部位深，诊断往往十分困难。同时，传统的各种检查手段对小肠病变诊断的阳性率、定位及定性不准确。

小肠胶囊内镜为小肠疾病的诊断提供了全新的手段，对消化道出血的检出率较高；还有研究表明，其可发现从黏膜增厚水肿、糜烂、溃疡、肉芽增生至肠腔狭窄等各种克罗恩病的典型病理表现。

研究显示，食管胶囊内镜对胃食管反流病的敏感度达到了 100%，特异度达到 80%。对食管静脉曲张的敏感度和特异度为 86.6% 和 86.7%。相比于传统内镜，食管胶囊内镜更易于被患者接受，比较安全且无创，具有提高筛查率的潜力，可以帮助改善患者的病情。但目前食管胶囊内镜的临床应用尚未得到普遍认可，仍待更多研究深入探索。

2013 年，我国首个消化道磁控胶囊内镜 NaviCam 研制成功，并获得国家食品药品监督管理总局(CFDA)的认证，这也是世界上首个上市的用于胃检查的遥控胶囊内镜系统。NaviCam 胶囊内镜系统目前已经应用于全国多家医院和体检中心，为我国胃病的诊断和初筛提供了一种新的选择。磁控胶囊内镜是对传统胃镜的革新，患者只需吞服一粒，经过 15 分钟左右，一次无痛、无创、无感染、无死角的胃部检查即可完成。同时它还有检查快捷、图像清晰、准确率高的优势。研究显示，磁控胶囊内镜诊断胃内局灶性病变的能力可以与传统胃镜相媲美。

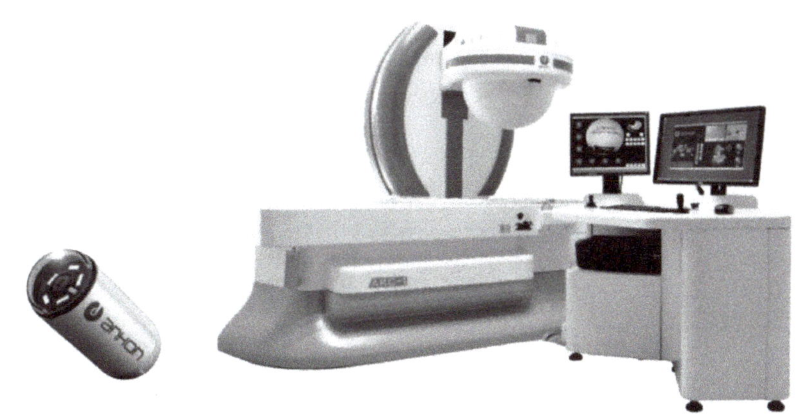

▲磁控胶囊胃镜及控制系统

结肠胶囊内镜是一种新型非侵袭性全结肠检查手段，对于那些对传统结肠镜检查依从性较差的患者来说无疑是一个福音。结肠胶囊内镜有望成为诊断大肠癌的新方法。目前的研究显示，无论用于结直肠癌还是结肠息肉的检查，结肠胶囊内镜都是可行的，但是其对生理和病理状态下的结肠评估仍需进一步的多中心、大样本的全面研究。

不同类型胶囊内镜的开发使得胶囊内镜得到了广泛应用。但是由于电池容量等技术瓶颈，目前单颗胶囊尚无法完成全消化道的检查，仅能对消化道系统进行分段检查。未来，相信随着技术革新和进步，全消化道检查的胶囊内镜及功能型胶囊必将成为内镜主流。

（廖　专）

108. 什么情况适合做胶囊内镜检查

胶囊内镜检查经历 10 余年的发展，小肠胶囊内镜出现了部分改进，食管专用胶囊内镜、结肠专用胶囊内镜和专用磁控胶囊胃镜亦已进入临床应用阶段。然而，胶囊内镜高昂的价格让普通老百姓望而却步。究竟在什么情况下需要做胶囊内镜，不仅临床医生要把握好适应证，患者也应对此有基本了解。

食管专用胶囊内镜检查主要适应证有：疑似巴雷特食管；疑似食管炎；疑似食管静脉曲张；需要食管内镜检查，但不愿接受或不能耐受检查者。

磁控胶囊胃镜的主要适应证有：需要接受胃镜检查，但不能耐受或条件不允许者；不能行无痛胃镜检查，同时无消化道梗阻者；上消化道疾病的随访，以指导治疗；普通人群上消化道病变的筛查。

小肠胶囊内镜检查主要适应证有：不明原因消化道出血；不明原因缺铁性贫血；疑似克罗恩病或监测并指导克罗恩病的治疗；疑似小肠肿瘤；监控小肠息肉病综合征的发展；疑似或难以控制的吸收不良综合征(如乳糜泻等)；监测非甾体类消炎药相关性小肠黏膜损害；临床上需要排除小肠疾病者。

结肠专用胶囊内镜检查主要适应证有：需要接受结肠镜检查，但不能耐受或条件不允许者；结肠镜检查无法到达回盲瓣，同时无消化道梗阻者；溃疡性结肠炎的随访，以指导治疗；普通人群的结肠病变筛查。

特别提醒

胶囊内镜的绝对禁忌证有：无手术条件或拒绝接受任何腹部手术者(一旦胶囊滞留将无法通过手术取出)。相对禁忌证有：已知或怀疑胃肠道梗阻、狭窄及瘘管；心脏起搏器或其他电子仪器植入者；吞咽障碍者；孕妇。

（廖　专）

109. 如何进行小肠检查

小肠一般长度在 4～6 米，个别人可以达到 7～8 米。要在这么长的通道上查找患有疾病的小肠节段(如息肉、溃疡、肿瘤等)，其难度可想而知。令人欣慰的是，随着医学科技的发展，以前认为小肠是消化道检查的"盲区"，现在这一盲区已经被扫除。

胶囊内镜、小肠镜和小肠三维 CT 这三大检查手段，"必有一款"适合小肠疾病患者的检查。

胶囊内镜是首选的小肠疾病检查手段，具有无痛苦、图像清晰、不易漏诊的优点。具体的检查流程也很简单，只要患者按照结肠镜的肠道准备那样服用泻药，将肠道清洁干净，在检查的当天吞服胶囊内镜后，佩戴专用的背心或小盒子（接收器），第二天将接收器交还给医生就可以了。胶囊内镜是一次性使用的，排出体外不需要回收。

小肠三维 CT 或磁共振（MRI）重建也是检查小肠疾病的新方法。该方法是用计算机三维成像技术，将扫描得到的 CT 图像进行三维排列，重建小肠在体内排列的图像，从而可以在电脑上仔细观察小肠各位部位的情况，可以有效判断诸如小肠炎症、狭窄、肿瘤等病变，但是对于血管等微小病变的分辨率有限，这时就需要和胶囊内镜检查相互补充了。对于怀疑克罗恩病或肠梗阻的情况，胶囊内镜就无法施展身手了，这时小肠 CT 就是首选的检查。

小肠疾病的最终确诊，需要依靠小肠镜这一可靠手段，小肠镜也是小肠疾病检查的"金标准"。因为小肠镜属于真正意义上的内镜，和常用的胃镜和结肠镜一样，可以在直视下检测病变，并且可以活检获得病理诊断，准确性在小肠疾病检查的各种方法里最高。

但是小肠镜也有缺点，因为小肠的长度很长，包括空肠和回肠，要一次完成整个小肠的检查几乎是不可能的，一般要做经口和经肛两次才能对接。同时还需要特殊的全身麻醉和肠道准备，因此不是小肠疾病的一线检查手段。

（杜奕奇）

110. 什么是内镜下射频消融术

内镜下射频消融术（RFA）是在内镜直视下，利用射频消融导管对消化道表浅病变进行治疗的微创技术。近年来，射频消融术用于治疗消化道平坦型上皮内瘤变及巴雷特食管等局限于黏膜层病变，其安全性及有效性已得到广泛认可，可有效消除食管癌变前期的巴雷特食管，并可以有效防止病情进展。

射频消融的设备由射频发生器和治疗电极组成，其中射频消融能量发生器在双极模式下以 460 千赫的频率向消融导管传输射频能量。治疗电极包括 360

型治疗球囊和 90 型指状两种，可进行环周和片状射频消融治疗。

　　射频消融治疗的原理是一种热凝固治疗。利用肿瘤细胞对热的耐受能力比正常细胞差的特性，射频发生器产生的高频射频波通过插入肿瘤组织中的电极发出射频电流，再经过辅助电极形成回路，通过周围组织中的分子摩擦和离子逸散而产热，局部温度可达 90～100 ℃，导致肿瘤组织发生凝固性坏死。

　　胃肠道内镜下射频消融术相对比较安全，对消化道扁平病变均有治疗作用。其主要适应证有：巴雷特食管伴高级别上皮内瘤变或巴雷特食管不伴异型增生，消化道平坦的高级别上皮内瘤变，消化道低级别上皮内瘤变，消化道黏膜内癌的可见病变，贲门的肠上皮化生，鳞状上皮异型增生，胃食管早期鳞癌，食管鳞状上皮乳头样增生，胃食管鳞癌残余病灶的治疗。其他可能的适应证：胃窦血管扩张；放射性直肠炎等。

特别提醒

　　胃肠道内镜射频消融的绝对禁忌证：严重心脏病，如严重心律失常、心肌梗死活动期、重度心力衰竭；严重肺部疾病，如哮喘、呼吸衰竭不能平卧者；患有精神疾病，不能配合内镜检查者；怀疑有休克或消化道穿孔等危重症患者；消化道急性炎症，尤其是腐蚀性炎症患者；明显的胸腹主动脉瘤；脑卒中患者。

（王洛伟）

—— 专家简介 ——

王洛伟

　　王洛伟，海军军医大学附属长海医院消化科副主任、副教授。任中国医师协会内镜医师分会常委兼总干事，中国医师协会消化内镜医师分会秘书长等职。致力于消化疾病及消化内镜微创诊治新技术、新方法的研究和临床应用。

111. 内镜下射频消融术有哪些注意事项

　　内镜下射频消融术前有必要对患者说明射频消融术的必要性、方法、并发症的可能性，取得知情同意并签字。因射频消融术属有创操作，术前需进行感染相关检查（乙型肝炎病毒抗原、丙型肝炎病毒抗体、梅毒反应的血清检查）。此外，全麻患者还需掌握全身情况，进行血常规、胸片、心电图检查。

　　术前一日的晚饭要在晚上 9 点前完成，此后禁止摄取一切食物。适当的水分(牛奶、果汁等会妨碍检查的液体除外)摄入能防止脱水,最好不要限制。常规服用的药物不一定要停止,但抗凝药、抗血小板药等有必要提前一段时间中止服用(华法林 3～5 日,阿司匹林 7～10 日)。

检查当日禁止饮食,对适当的水分摄取不加以限制,除高血压、脑梗死、心脏病等需要内服的药物以外,其他药物最好停止服用。

检查前,为了抑制胃和食管的蠕动与紧张以及胃液、唾液的分泌,最好肌注解痉药,但对 70 岁以上的高龄者及患有青光眼、前列腺增生、心肌病、心律不齐者要控制使用。射频消融术可在清醒镇静或全身麻醉下开展,患者取左侧卧位。

内镜下射频消融术后建议患者饮冰水。24 小时内,患者应进流质饮食;24 小时后,患者可以根据自己的症状逐渐进软食,最后过渡到正常饮食。患者可出现胸闷、咽喉痛、吞咽困难或疼痛、恶心等症状,这些症状均可逐日减轻。术后抑酸治疗非常重要,不仅能够减轻患者的不适感,更能促进食管的愈合和鳞状上皮的再生。对于术后疼痛的患者,可按需要给予对乙酰氨基酚 500～1 000 毫克,每天不超过 4 次。对于术后有剧烈的胸痛合并发烧的患者,应采取保守治疗持续观察病情,使用最大剂量的抑酸药和镇痛方案通常可缓解。少数情况下,如明确怀疑某种严重并发症,则需要其他检查(如 CT)。

患者出院后,如出现吞咽困难、剧烈胸痛、发热、呕血、黑便、呕吐症状,应及时来院就诊。可根据情况再次行射频消融术,并在内镜下评估病情,以制定 8～12 周的治疗方案。

环周消融随访:第一次环周消融治疗 12 周后,对患者进行内镜随访,如有需要则进一步治疗。以下情况需再次进行环周消融:病灶周围残余巴雷特食管大于等于 2 厘米;有多个岛状或舌状病灶。

局灶消融随访:术后 12 周对患者进行内镜随访。如有出现以下情况,可再次进行局灶消融:病灶周围残余巴雷特食管,且范围小于 2 厘米;Z 线环状消融(至少一次);小的舌状巴雷特食管;分散的岛状巴雷特食管。

(王洛伟)

112. 内镜如何治疗消化道狭窄

消化道狭窄是消化道病变后期的常见并发症,严重影响患者的生活质量,并可导致营养不良等并发症,加速原有疾病的发展。内镜下的扩张,对解除梗阻、提高生活质量是一种简便有效的治疗方法,常用的方法有:探条扩张术、气囊扩张术和食管金属支架置留术。

食管炎性狭窄、食管术后吻合口狭窄、先天性食管狭窄(如食管环、食管蹼)、功能性食管狭窄(如贲门失弛缓症)、晚期食管癌或贲门癌梗阻、瘢痕性食管狭窄等都可以考虑进行探条或者气囊扩张术。但是上述治疗都需要在内镜下进行，所以上消化道内镜检查禁忌者不能采取扩张的方法。此外，食管化学性灼伤后两周内、食管病变疑为穿孔者的扩张风险很大，也不建议进行扩张。

扩张后部分患者常有胸骨后疼痛，可对症处理。并发症主要有穿孔、出血、感染、反流性食管炎和再狭窄。穿孔时患者可感剧烈胸痛，出冷汗及发热，继发纵隔及胸腔感染。口服液体造影剂 X 线透视，可见漏出食管外及纵隔气影，一旦证实应立即禁食、输液、胃肠减压、应用抗生素，保守治疗无效者应行手术治疗。出血者可再行内镜检查，明确原因，镜下止血。感染发生机会较少，但不可忽视扩张创面引起局部感染及反流误吸导致的呼吸道感染，一旦发生应积极处理。反流性食管炎发生率较高，治疗后常规抗反流治疗。避免暴饮暴食，少进油腻食物，常规服用制酸剂及黏膜保护剂。食管狭窄探条扩张后部分患者会近期复发，可再次扩张。

食管金属支架置留术主要适用于食管、贲门部肿瘤所致狭窄或癌肿复发所致之狭窄，良性病变一般不用此法。十二指肠肿瘤、胰头癌等病变时，可导致十二指肠狭窄，如患者情况不能手术，可在十二指肠内置入支架。

支架术后常有胸痛及胃食管反流症状，可应用止痛药、抑酸药及抬高床头等处理。常规应用抗生素，防止食管黏膜破损所致的感染。食管放置金属支架的早期并发症有出血、穿孔或食管支气管瘘、反流性食管炎和呼吸系统感染，一般常规处理即可，穿孔或食管支气管瘘可再置入一带膜支架。远期并发症有支架移位及脱落和再狭窄，可再行置入一支架。

（王洛伟）

www.ingramcontent.com/pod-product-compliance
Lightning Source LLC
LaVergne TN
LVHW071520180726
843512LV00014B/1127